OBSERVATIONS ET REMARQUES NOUVELLES

SUR LE TRAITEMENT

DES VALVULES DU COL DE LA VESSIE,

CAUSE FRÉQUENTE ET PEU CONNUE

DE RÉTENTION D'URINE,

PRÉSENTÉES A L'ACADÉMIE ROYALE DE MÉDECINE, LE 12 OCTOBRE 1847,

PAR LE DOCTEUR L. AUG. MERCIER.

Les valvules musculaires du col de la vessie ont, en très-peu de temps, parcouru les trois phases par lesquelles passent ordinairement les découvertes de quelque importance : d'abord elles n'ont été accueillies qu'avec des témoignages non équivoques d'incrédulité; puis, lorsque j'eus donné des preuves incontestables de leur existence, certains chirurgiens ont cherché à s'en faire honneur; enfin leurs prétentions ayant été réduites à néant, ils se sont ingéniés à en rapporter le mérite à des étrangers (1). Profitant de

---

(1) M. Leroy d'Étiolles a suivi une marche un peu différente. En 1841, pendant que je luttais, à l'Académie des Sciences, contre les envahissements de M. Civiale, au sujet des valvules musculaires du col

(p. 271). » Tout ce qu'il recommande se réduit à l'emploi répété ou permanent de l'algalie; mais la presque totalité des malheureux qui se sont confiés à moi avaient longtemps fait usage des sondes les plus fortes, et s'en servaient encore tous les jours sans en obtenir le moindre amendement. Son coutelier lui a, il est vrai, fabriqué une sonde peu courbée, munie d'une petite lame cachée, qu'on peut, au moyen d'un ressort, faire saillir sur le côté ou à l'extrémité de la gaîne (p. 276); mais un pareil instrument n'offre aucune certitude dans son action, n'a rien qui protége les parois de l'urèthre et de la vessie, et pourrait par conséquent occasionner les plus grands malheurs. Aussi l'auteur finit-il par conseiller une espèce de taille périnéale (p. 279), qu'il dit n'avoir jamais pratiquée (p. 280).

Voilà l'état de la science avant mes *Recherches*. Je crois donc pouvoir répéter à bon droit qu'en supposant que les valvules musculaires du col de la vessie eussent été entrevues avant moi, elles n'étaient certainement pas connues. On trouve des traces de l'auscultation dans les œuvres d'Hippocrate, et la lithotritie a été *pratiquée* au xve siècle par Benevieni, médecin de Florence (*De abditis ac mirandis morborum ac sanationum causis,* cap. LXXX); et cependant Laennec n'en est pas moins l'inventeur de l'auscultation, et deux chirurgiens qui semblent avoir pris à tâche de dénigrer mes travaux ne s'en proclament pas moins les inventeurs de la litho-thritie. Remarquons que ce qu'a dit M. Guthrie des barrières du col de la vessie était tellement vague et mal déterminé, que personne autre que lui n'en a parlé dans sa propre patrie, tandis qu'on s'en occupe beaucoup en France depuis qu'elles ont été pour moi l'objet de diverses publications.

Quoi qu'il en soit, je veux poursuivre, et, s'il est possible, compléter ma tâche. Je n'ai aucun changement à faire à tout ce que j'ai dit de la nature de la maladie, de ses causes, de ses signes, etc. ; mais le chapitre du traitement, quoique largement développé, demande encore quelques additions. A l'époque où j'ai publié mon principal ouvrage sur ce sujet, je n'avais que six observations de traitement par incision, mais le résultat était des plus encourageants; aussi n'hésitai-je pas à engager mes confrères à m'imiter. Moi-même j'ai continué de marcher dans la voie que je m'étais ouverte, et mes observations se sont multipliées : ce sont ces observations nouvelles et les remarques qu'elles m'ont suggérées que je vais faire connaître aujourd'hui. Dans le nombre, il s'en trouve quelques-unes où la valvule était prostatique ; mais comme les résultats de l'incision sont à peu près les mêmes que lorsque la valvule est musculaire, je les rapporte toutes indistinctement.

Obs. Ire. — *Rétention d'urine, rétrécissement de l'urèthre, traitement inutile de ce rétrécissement. — Section d'une valvule au col de la vessie; guérison.*

M. C...es, âgé de 45 ans environ, a eu plusieurs blennorrhagies dans sa jeunesse, et il est resté depuis ce temps presque continuellement affecté de maladies de peau se manifestant sous différentes formes malgré les nombreux traitements mercuriels et dépuratifs qu'il a suivis. Il conserve en outre dans le canal une sensibilité qui s'exaspère ordinairement lorsque l'affection cutanée éprouve quelque récrudescence. Mais ce qui le tourmente le plus, c'est une lenteur très-grande à uriner, surtout en commençant, et une impossibilité de vider complétement sa vessie.

Cet homme a consulté plusieurs spécialistes qui tous ont constaté un rétrécissement à la courbure de l'urèthre et l'ont traité, soit par la dilatation avec des sondes énormes, soit par la cautérisation, soit par des mouchetures; mais tous ces traitements avaient à peine amené quelques changements. Consulté à diverses reprises dans le cours de 1842 et 1843, je constatai, outre les maladies précédemment indiquées, une valvule au col de la vessie que je traitai par la dépression et la cautérisation, mais sans résultat satisfaisant. Bien plus, quelques jours après cette dernière, le malade s'étant livré à des approches conjugales que je lui avais défendues, la rétention d'incomplète devint complète, et, pendant assez longtemps, il ne sortit pas une goutte d'urine autrement que par la sonde. (J'ai parlé de ce fait p. 232 de mes *Recherches sur une cause*, etc.)

Enfin, fatigué de cette gêne continuelle, M. C. se décida à l'opération que je lui pratiquai le 21 août 1844, en présence du professeur A. Bérard, qui constata lui-même la faiblesse du jet urinaire et le séjour d'une quantité notable d'urine dans la vessie, après la miction, malgré la dilatation aussi complète que possible du rétrécissement. Les trois incisions furent faites comme je l'ai recommandé, et immédiatement le malade urina par un jet bien nourri : l'introduction d'une sonde nous démontra alors que la vessie s'était vidée entièrement; car à peine s'il sortit deux ou trois cuillerées d'urine.

Les suites furent très-simples : l'écoulement sanguin fut peu considérable, et dès le lendemain les urines reprirent leur couleur naturelle. Tous les jours j'introduisis momentanément une sonde pour empêcher la réunion des parties divisées ; mais je fus bientôt obligé de suspendre pendant plusieurs jours cette manœuvre, à cause de quelques accès de fièvre intermittente qui se déclarèrent. Le 6 septembre, tout allait bien, et j'introduisis la sonde pour la dernière fois.

Depuis ce temps, les affections de la peau se reproduisirent comme par le passé sans que le cours des urines en fût notablement dérangé. Cependant, vers le mois de mars dernier (1847), M. C. me dit sentir comme un retour de sa difficulté d'uriner ; mais comme il souffrait alors beaucoup à la peau et dans le canal, je pensai que cette gêne n'était que spasmodique et momentanée, causée par l'inflammation, et en effet il ne m'en a plus parlé depuis.

Ce malade m'a présenté un phénomène que je crois devoir noter ici. Un élève de l'hôpital Saint-Louis lui avait conseillé, contre son affection de peau, l'usage d'une solution contenant 15 grammes d'iodure de potassium pour 250 grammes d'eau distillée. Une cuillerée de cette solution fut prise le soir, et, dès le lendemain, un eczema rubrum des plus intenses se manifesta dans toutes les parties du corps, avec un écoulement séreux si abondant que le lit en était inondé, et une oppression telle qu'une saignée fut jugée nécessaire. Au bout de douze ou quinze jours, tout était rentré dans l'état habituel ; mais le malade, espérant toujours que cette solution le débarrasserait de ses affections cutanées, voulut y revenir avec la précaution que lui recommanda le docteur Bréon, son médecin ordinaire, de n'en prendre qu'une cuillerée à café. Dès le lendemain, l'eczema se repro-

duisît à peu près avec la même intensité que la
première fois.

On a déjà parlé de l'influence de l'iodure de
potassium sur la peau; mais je ne sache pas qu'on
cite beaucoup d'exemples comme celui-ci.

Obs. II. — *Rétention complète d'urine, rétrécissement de l'u-
rèthre, traitement inutile de ce rétrécissement, état presque
désespéré de la santé générale. — Section d'une valvule au
col de la vessie; la rétention d'urine disparaît et la santé se
rétablit.*

M. C...lon, mécanicien, âgé de 55 ans environ, homme grand
et robuste, a eu, dans sa jeunesse, quelques blennorrhagies qui
ne se sont jamais dissipées complétement, d'où résulta à la fin
une difficulté de plus en plus grande à rendre ses urines. Trois
ou quatre des spécialistes les plus connus ayant été successive-
ment consultés, tous constatèrent un rétrécissement vers le
bulbe de l'urèthre et le traitèrent par la cautérisation. Mais,
malgré l'introduction des sondes les plus volumineuses, M. C.
en était réduit à ne pouvoir uriner quelques cuillerées d'un liquide trouble et puriforme qu'après avoir passé une bougie.
Cette maladie et un traitement purgatif des plus violents que lui
avait conseillé un empirique, l'avaient réduit à un véritable état
de marasme ; l'appétit était nul, les digestions laborieuses, il ne
pouvait sortir de sa chambre, et il ne pouvait même faire quelques pas que fortement penché en avant, tant sa faiblesse était
grande et les organes urinaires douloureux. Urines alcalines.

Désespérant de pouvoir jamais recouvrer la santé, il venait
de céder son établissement, et il ne se décida même à se sou-
mettre à mon traitement que lorsque je l'eus mis en rapport
avec le malade précédent.

Le 21 novembre 1844, sans autre préparation que quelques
injections émollientes et narcotiques pour calmer l'extrême irritabilité de la vessie, je fis trois incisions sur le bord postérieur
du col vésical où j'avais constaté une valvule, et, dès le jour
même, l'urine sortit librement. L'écoulement sanguin fut assez

abondant pour former quelques caillots dans l'urine, et ce n'est qu'au bout de quatre jours que celle-ci cessa d'être rougie. Je dois dire que, dès le lendemain de l'opération et les jours suivants, je passais la sonde élastique courbe une fois par jour. A partir du 29, je ne la passai plus que tous les trois ou quatre jours, à cause de l'extrême sensibilité du canal. Cette sensibilité me détermina même à pratiquer une cautérisation superficielle de la région prostatique qui m'avait déjà réussi en pareil cas (Voir mes *Recherches sur une cause, etc.*, p. 269). Il y eut une amélioration, mais peu marquée.

Jusqu'alors j'avais rapporté uniquement à l'urèthre des douleurs lancinantes que le malade disait éprouver vers le fondement. Mais ayant eu l'idée d'explorer le rectum, j'y constatai une rougeur très-vive et une très-petite tumeur comme polypeuse que je traitai par des mèches, et plus tard par la cautérisation.

Sous l'influence de mon traitement, l'appétit, l'embonpoint, la santé, en un mot, ne tarda pas à revenir, si bien que, vers la fin de décembre, M. C. put sortir, faire lui-même la liquidation de ses affaires et présider à son déménagement.

Depuis cette époque, l'état n'a cessé de s'améliorer. Cependant restait toujours une sensibilité désagréable de l'urèthre, vive surtout lorsque M. C. marchait pendant quelque temps; les urines, troubles au moment de l'émission, devenaient, par le repos, aqueuses et limpides, en même temps que se formait au fond du verre un dépôt de globules blanchâtres et purulents égalant presque la moitié du volume total. Le besoin d'uriner se faisait sentir au moins toutes les heures, et chaque fois M. C. remplissait à peine les deux tiers d'un verre à champagne.

Rien ne peut égaler la persistance du malade et la mienne à combattre ces symptômes : balsamiques et calmants à l'intérieur, frictions narcotiques et stibiées à l'extérieur, injections vésicales et uréthrales de toutes sortes, émollientes, narcotiques, astringentes; j'en fis même avec une solution faible de nitrate d'argent (5 centigr. pour 30 grammes d'eau dist.) : tout fut inutile.

Enfin, les 7 et 17 janvier, 20 et 25 février 1846, je me décidai à porter dans la vessie une solution très-chargée de nitrate d'argent (1 gramme d'abord et ensuite 1,50 de nitrate par 30 grammes d'eau distillée), et à partir de ce moment cet organe éprouva une modification véritablement remarquable (1).

Aujourd'hui M. C. se porte à merveille; il a repris toutes ses habitudes, il boit du vin comme par le passé; il reste deux, trois et même quatre heures sans uriner, sa vessie se vide complètement, ses urines ne sont plus pâles, mais d'un jaune normal, et à peine si elles forment au fond du verre un très-léger nuage muqueux : je m'en suis assuré il y a quelques mois. Ce qui rappelle à M. C. son ancien état, c'est que le premier jet d'urine est encore un peu lent à paraître, ce qui tient probablement à ce que la division de la valvule n'a pas été tout à fait assez profonde, et ce que je ferais aujourd'hui facilement disparaître. Du reste, M. C. a remarqué que cette sorte d'hésitation devient presque nulle lorsqu'il a la précaution de titiller légèrement le gland près du frein.

Obs. III. — *Rétention d'urine par valvule du col de la vessie ; division de cette valvule, et guérison presque complète. Pour la compléter, on pratique des manœuvres trop irritantes, accidents ; mort.*

Bourbonneau, âgé de 63 ans, tisseur, demeurant rue Copeau, 31, entra à la Pitié, salle Saint-Gabriel, 19, le 3 janvier 1845, pour une rétention d'urine. D'une constitution sèche et d'un tempérament sanguin, il n'a jamais eu de maladie, et ses fonctions se sont toujours faites avec facilité.

Il contracta, il y a environ trente ans, une blennorrhagie qui dura cinq ou six mois. Il n'avait rien fait d'abord, et ce n'est qu'au bout de trois ou quatre mois qu'il prit du copahu et de l'huile de térébenthine, médication qui ne réussit pas parfaitement, et laissa pendant quelque temps encore un suintement qui ne disparut que lentement et progressivement. Deux ans après, nouvelle blennorrhagie qui dura bien moins que la première.

Rien de nouveau depuis cette époque. Ce n'est qu'il y a trois

----

(1) Je crois avoir le premier poussé ces injections caustiques jusque dans la vessie (Voir mes *Recherches sur une cause, etc.* , p. 279, 314 et 318, et *Gaz. méd.*, 1845, p. 544). Je reviendrai bientôt sur cet important sujet.

ans environ que le malade remarqua quelques graviers mêlés de sang dans son urine. Celle-ci déterminait des douleurs légères dans l'urèthre, et ces douleurs allèrent jusqu'à ce jour en augmentant. En même temps le jet diminua, les besoins d'uriner devinrent de plus en plus fréquents, et le malade qui, par la nature de son état, restait habituellement assis, était obligé de quitter à chaque instant son ouvrage pour lâcher de l'eau.

Il est habituellement constipé, n'a pas vu de femmes depuis quatre ou cinq ans, et ne prend jamais de liqueurs irritantes.

A son entrée à l'hôpital, B. ne vidait que très-imparfaitement sa vessie ; chaque fois qu'on le sondait après l'avoir fait uriner, on retirait au moins trois ou quatre verres d'une urine foncée, trouble et purulente vers la fin ; il paraît même que quelquefois la miction a été complétement impossible. Le cathétérisme se fait avec assez de facilité, mais le malade accuse des douleurs très-vives pendant que la sonde traverse les régions membraneuse et prostatique. L'urine ne sort pas de cet instrument par un jet bien nourri ; mais, pour bien vider la vessie, il faut qu'on presse sur les parois abdominales, ou bien que le malade fasse de grands efforts d'expulsion.

On essaya de laisser les sondes à demeure, mais elles ne purent être supportées à cause de la souffrance qu'elles provoquaient, et, chaque fois, elles furent gardées à peine un quart d'heure ou vingt minutes.

Je constatai un engorgement prostatique d'un moyen volume et une valvule au col de la vessie. — M. A. Bérard se trouvant d'accord avec moi, il fut décidé que j'inciserais cette valvule. Je fis donc, le 17 janvier, en présence de ce chirurgien et de ses élèves, trois incisions sur le bord postérieur du col de la vessie : le malade dit ne point avoir éprouvé de douleur, et il ne s'écoula au moment même que peu de sang.

Il n'a pu uriner dans la journée. Le soir, je le sonde avec la précaution, toujours nécessaire en pareil cas, de longer la paroi pubienne de l'urèthre, pour ne pas froisser les parties divisées, et je retire de l'urine mêlée de caillots assez abondants.

Le 18, l'état est encore à peu près le même ; mais le soir l'urine n'est plus que rougie, et ne contient pas de caillots.

Le 19, elle est parfaitement claire ; mais un peu d'inflammation au col de la vessie ayant nécessité le cathétérisme pendant la nuit, et cette opération n'ayant été faite par l'interne de garde qu'avec une certaine difficulté, du sang s'épancha dans la vessie, y forma des caillots, et, le lendemain, le malade se trouvait en proie à des efforts excessivement pénibles pour uriner. Nous débarrassons la vessie, non sans quelque difficulté, et le malade éprouve un soulagement immédiat; le soir, il est mieux encore, et, le 21, ses urines sont presque claires.

Le 22, tous les accidents se sont dissipés; le malade urine sans sonde et par un jet plus fort qu'avant l'opération. Néanmoins le cathétérisme donne encore issue à une notable quantité d'urine trouble et mucoso-purulente vers la fin. Les jours suivants, l'amélioration va en augmentant, le jet devient de plus en plus fort, et le tenesme vésical se dissipe peu à peu. La douleur du col de la vessie devient moins vive qu'avant l'opération, même au passage de la sonde. Le cathétérisme, pratiqué deux fois par jour après la miction, donne encore un verre d'urine. Chaque fois on lave la vessie avec un peu d'eau tiède.

7 février. La sonde ne donne plus chaque fois qu'un demi-verre d'urine. Le catarrhe vésical a disparu, et l'urine est parfaitement naturelle. Le malade se promène dans les cours; il reprend sa gaîté et son appétit, il dort bien.

14. Comme il reste toujours la même quantité d'urine dans la vessie, qu'on ait été 12, 24 ou 48 heures sans passer la sonde, on en conclut que cela tient moins à un reste d'inertie vésicale qu'à ce que l'obstacle n'a pas disparu complétement, et on essaie s'il ne serait point possible d'affaisser cet obstacle à l'aide de mon dépresseur. Cette manœuvre, que je faisais moi-même, et qui ne durait pas plus de dix minutes, fut d'abord assez sensible; mais elle finit par ne plus l'être du tout. Chaque fois, le malade gardait moins d'urine le lendemain; mais, si l'on discontinuait, la quantité revenait le surlendemain à ce qu'elle était d'abord. Je recommande à B. de s'introduire plusieurs fois par jour une petite sonde élastique très-flexible, pour vider la vessie et donner du repos à cet organe; mais cette attention n'eut ni bon ni mauvais résultat.

Jusqu'au 11 mars, B. se trouvait dans l'état le plus satisfaisant, et bien qu'il restât toujours un demi-verre d'urine dans sa vessie, il voulait s'en aller dans le Limousin, son pays, et formait même de riants projets pour son avenir; mais un désir exagéré de le guérir complétement devait lui devenir fatal. Ce désir, je ne le partageais que médiocrement, je puis le dire aujourd'hui.

La facilité avec laquelle il supportait la dépression avait encouragé non-seulement à la lui pratiquer pendant une heure chaque fois; mais encore à le faire à mon insu deux fois par jour. Aussi, à l'époque que je viens d'indiquer, le col de la vessie devint-il un peu douloureux : tenesme vésical; urines troubles (on suspend la dépression; deux lavements laudanisés; cataplasmes laudanisés sur le ventre; nourriture très-légère).

12. Même état, même traitement.

13. La miction est devenue plus difficile, et le malade a été obligé de se sonder plusieurs fois dans les vingt-quatre heures. Lorsque nous le sondons, la quantité d'urine restant dans la vessie a augmenté (bain).

14. Les dernières gouttes d'urine sont purulentes et même un peu sanguinolentes.

15. Violents fríssons ; douleurs assez vives dans le flanc droit. Les poumons et les organes digestifs ne nous offrent aucune lésion.

17. Plus de frissons ; prostration (30 grammes de vin de Bagnoles, mauve sucrée, diète).

18. Point de frissons; envies d'uriner très-fréquentes, émissions douloureuses. Les urines sont mêlées de pus, mais non de sang. Le flanc droit est toujours sensible (6 ventouses sur la région rénale, tisane d'orge, lavements émollients).

19. La fièvre continue, ainsi que la douleur du flanc droit (même traitement).

22. Les accidents persistent : prostration profonde, air hébété, face grippée, yeux ternes et enfoncés, pouls petit, rapide et filiforme, sueur froide et visqueuse, voix éteinte.

Le 29 , mort.

A l'autopsie, adhérences anciennes du poumon droit à la paroi thoracique. Poumons sains. Adhérences anciennes entre le foie et le diaphragme. Intestins d'une couleur foncée extérieurement. Ni liquide, ni fausses membranes récentes dans le péritoine.

La muqueuse des urethères et des bassinets est d'un rouge lie de vin. Ces cavités contiennent de l'urine purulente. La substance corticale des reins est rouge et ramollie : çà et là elle présente de petits abcès du volume d'une tête d'épingle ou d'une lentille; quelques-uns sont immédiatement au-dessous de la capsule fibreuse. En pressant sur la substance tubuleuse, il en suinte de l'urine purulente.

La vessie est globuleuse et du volume du poing; le péritoine qui la recouvre est sain. Elle contient un verre d'urine très-trouble. La muqueuse est légèrement ardoisée, surtout vers la paroi postérieure; mais, immédiatement *au-devant* du col, elle est noirâtre dans l'étendue d'une pièce de 2 francs. La musculeuse a 12 millimètres d'épaisseur; elle n'est pas enflammée, mais elle a une teinte grisâtre qui semble indiquer que c'est le tissu cellulaire qui est hypertrophié (ce qui paraît corroborer cette opinion, c'est que cette vessie, que j'ai conservée dans l'esprit de vin, a aujourd'hui beaucoup moins d'épaisseur).

Le bord postérieur du col vésical est fendu directement en arrière dans l'étendue de 9 à 10 millimètres. Les lèvres de cette division, qui sont revêtues d'une muqueuse fine, mais bien organisée, sont légèrement mamelonnées, comme le sont celles d'un bec de lièvre; cependant il paraît que l'incision a été faite un peu obliquement de haut en bas et de gauche à droite, car la lèvre droite recouvre quelque peu la gauche. L'angle formant le fond de la division semble se bifurquer à droite et à gauche dans l'étendue de 2 millimètres, ce qui prouve que cette division avait primitivement la forme d'un Y; mais l'une des deux petites plaies est complétement réunie, et l'autre presque complétement. (Cette pièce est une de celles que j'ai présentées à l'Académie de Médecine le 29 juin dernier.)

Inutile de dire que l'opération a eu ici un très-beau résultat, et qu'elle a été tout à fait innocente des accidents qui sont survenus près de deux mois plus tard, à la suite de manœuvres véritablement imprudentes.

Mais en voyant l'obstacle aussi complétement divisé, on peut se demander à quoi tenait ce demi-verre d'urine qui restait dans la vessie après chaque miction. D'abord, ne se pourrait-il pas qu'une vessie tellement hypertrophiée fût incapable de rapprocher ses parois d'une manière assez exacte pour qu'il ne restât rien dans sa cavité? Ne se pourrait-il pas encore que l'imbrication des deux bords de la division, quoique bien légère, eût été capable d'empêcher les dernières parties de l'urine de sortir lorsque ces bords n'étaient plus tirés en dehors aussi fortement que quand la vessie est distendue? En tout cas, il est probable que le temps, en ramenant peu à peu la couche charnue à sa texture normale, lui aurait rendu sa contractilité et sa souplesse primitives, et qu'en arrondissant de plus en plus les bords de la division, il aurait complétement dégagé l'orifice. L'observation suivante jouit à cet égard d'une certaine importance.

Une autre considération qui découle de ce fait, c'est que mes trois incisions ne déterminent pas, comme je le croyais (*Rech. sur une cause*, etc., p. 256), deux petits lambeaux pyramidaux, libres par leur sommet et adhérents par leur base. Il est évident que, du moment que l'incision médiane est faite, l'instrument ne s'en dégage plus, et que les deux autres se font au fond de la première. Néanmoins j'ai conservé ces deux dernières incisions dans la plupart des cas suivants, d'après cette raison que, la réunion des bords d'une plaie commençant ordinairement vers ses angles, j'arrêterais ainsi le travail de cicatrisation à l'extrémité de mon incision principale, assez longtemps pour que les bords de celle-ci eussent le temps de se cicatriser isolément.

Obs. IV. — *Engorgement de la prostate, miction incomplète; quatre récidives d'affection calculeuse traitée chaque fois par la lithotritie et l'évacuation artificielle des fragments. — Incision d'une valvule existant au col de la vessie; miction bien plus facile. Plus d'affection calculeuse.*

M. L. R...., âgé de 57 ans, ancien bottier, actuellement employé à la Caisse d'amortissement, homme très-grand, très-musclé et d'une conduite parfaite, a commencé, vers l'année 1837, à souffrir de difficulté et de douleur à rendre son urine. Celle-ci était devenue catarrhale, très-chargée, et déposait une grande quantité de matière saline grisâtre au fond du vase. Cependant il n'a jamais entendu dire que quelqu'un de sa famille ait eu la pierre. De temps en temps, il rendait de petits graviers du volume d'une lentille. Un spécialiste très-répandu explora mainte et mainte fois la vessie avec la sonde ordinaire et même avec la sonde dite *à inclinaison*; mais jamais il n'y trouva rien, et son traitement, qui fut suivi pendant six mois, fut complétement sans effet.

Le malade voyant ses souffrances s'aggraver de jour en jour et ses ressources s'épuiser, finit par entrer, en 1839, à la Charité, dans le service de M. Bally, alors médecin de la Caisse d'amortissement. Les explorations que l'interne fit avec la sonde ordinaire furent sans résultat comme les précédentes. M. Bally m'invita en conséquence à pratiquer moi-même quelques explorations, ce que je fis avec ma sonde coudée. A peine avait-elle franchi le col de la vessie, que je sentis un calcul de 20 mill. environ ; et comme ce calcul était friable, deux séances de lithotritie me suffirent pour en débarrasser la vessie. Les urines ne tardèrent pas à s'éclaircir, et la santé se rétablit.

Cependant j'avais constaté un engorgement considérable de la prostate formant valvule au col de la vessie; aussi resta-t-il toujours de la gêne pour uriner, et les parois du vase de nuit étaient toujours recouvertes d'une couche épaisse de matière saline. Un nouveau calcul ne tarda pas à se former, et je revins à la lithotritie quinze mois après la première fois.

Je résolus alors de combattre l'engorgement de la prostate par la compression ; mais ce fut en vain : la vessie ne se vida jamais d'une manière complète, et un calcul se reproduisit une troisième fois. Nouvelles séances de lithotritie ; mais les fragments eurent plus que jamais de la peine à sortir, et je fus obligé de les extraire presque tous, soit avec le brise-pierre à cuiller, soit avec ma sonde évacuatoire à double courant.

Lorsque le malade fut débarrassé de sa pierre, j'essayai de diviser la valvule ; mais l'instrument dont je me servais alors ne la saisit que très superficiellement, et le résultat fut à peu près nul.

Quelque temps après ces opérations, l'urine devint, pendant plusieurs jours et à deux ou trois reprises différentes, plus filante que de l'huile.

Enfin, vers la fin de 1844, survinrent de nouveaux signes d'affection calculeuse, et en effet je trouvai plusieurs petites pierres dont je débarrassai une quatrième fois le malade par la lithotritie et l'extraction artificielle des fragments.

Convaincu que l'évacuation incomplète de l'urine devait avoir de l'influence sur la reproduction si rapide de l'affection calculeuse, je résolus d'attaquer l'obstacle à l'aide de l'instrument qui m'a servi dans les cas précédents, et c'est ce que je fis, le 27 février 1845, à l'Académie de Médecine, devant la commission d'Argenteuil, après que celle-ci eut répété mes explorations et constaté qu'il restait, après la miction, une assez grande quantité d'urine dans la vessie. Le malade ne croyait pas que l'opération fût commencée lorsque je retirai mon instrument, tant il avait peu souffert.

La nuit suivante, il eut une fièvre assez vive qu'il attribua à l'émotion et aux explorations nombreuses dont ses voies urinaires avaient été l'objet. Les urines ne furent sanguinolentes que pendant un jour et demi, et, à partir de ce moment, elles coulèrent de plus en plus librement, quoique la vessie ne se vidât jamais d'une manière complète.

Le 13 mars, je représentai ce malade à la commission. Comme j'espérais qu'on l'examinerait immédiatement, je lui avais recommandé que sa vessie fût pleine en ce moment, pour qu'on pût apprécier au juste le jet de l'urine; mais on le fit attendre deux heures, et, pendant ce temps, il souffrit de violents besoins d'uriner. Il en était résulté apparemment une sorte de fatigue de la vessie, car elle se vida, devant la commission, beaucoup moins bien qu'elle ne l'avait fait le matin et qu'elle ne le fit le soir.

Quoi qu'il en soit, l'amélioration se prononça de plus en plus, et, au bout de quelques mois, il ne restait, après chaque miction, que le quart environ de la hauteur d'un verre à champagne, ce qui n'est que très-peu de chose, si l'on songe combien le fond de ces verres est étroit.

Depuis cette époque, l'urine a repris son caractère normal, elle ne dépose plus de matières salines, et il n'y a plus de signes de pierre.

Obs. V. — *Rétention d'urine complète; section d'une valvule au col de la vessie; guérison en peu de jours.*

M. H..., âgé de 77 ans, ancien ferblantier, a eu deux blennorrhagies vers l'âge de 40 ans; mais, depuis peu d'années seulement, il s'aperçoit d'une difficulté pour uriner, et ce n'est que depuis vingt et un jours, à la suite d'un catarrhe pulmonaire aigu qui a nécessité deux saignées, et l'a retenu pendant six semaines au lit, que la rétention est devenue complète. On le sonde quatre fois par jour; le tenesme vésical est continuel et des plus pénibles. Appelé par M. Leménager, son médecin, je trouve le canal douloureux, mais libre; seulement une sonde à boule de 7 millimètres éprouve un peu de difficulté dans la fosse naviculaire et à la jonction de la portion membraneuse avec le bulbe. A l'aide de mon explorateur, je constate une valvule très-saillante derrière le col de la vessie.

Le 29 mars 1845, à cinq heures du soir, en présence de MM. Ségalas, délégué par la commission d'Argenteuil, Robertet et Leménager, je fais la section de cette valvule. Très-peu de douleur et très-léger écoulement de sang. Le malade ne peut uriner immédiatement.

Vers huit heures du soir, besoins très-vifs d'uriner, avec exacerbation de douleurs qui existaient déjà depuis plusieurs jours. Le cathétérisme donne issue à de l'urine très-chargée de sang et même à quelques caillots. Point de fièvre, mais agitation qui se prolonge pendant la nuit. Tenesme vésical qui nécessite plusieurs fois l'introduction de la sonde, et cause à chaque instant des efforts involontaires pour uriner.

Le 30, au matin, comme il y avait peu de sensibilité à la région vésicale, et que les phénomènes paraissaient presque entièrement nerveux, nous donnons, de trois en trois heures, 2 centigrammes et demi d'extrait d'opium, jusqu'à ce que le sommeil survienne, ce qui eut lieu vers une heure du matin. Ce sommeil dura une heure et demie.

Le 31, au matin, les tenesmes et l'agitation ont cessé; le malade reste tranquille dans son lit. Deux petits potages; cathétérisme à sept heures, trois heures et onze heures du soir.

Avant de le sonder à cette dernière heure, on me fait voir le vase, et je m'aperçois que trois ou quatre cuillerées de liquide sanguinolent qu'il a rendues doivent contenir un peu d'urine. En effet, pendant la nuit, il rend, en essayant d'uriner couché, et plusieurs fois, un petit filet de liquide qui bien évidemment était de l'urine mêlée de sang. Constipation depuis la veille de l'opération; on donne 15 grammes de sulfate de magnésie; deux ou trois petites selles. Le 1er avril au matin, on donne par malentendu une seconde dose de sulfate de magnésie qui amène huit ou dix selles dans la journée. Il en résulte le retour du tenesme, des douleurs et un besoin fréquent d'uriner qui exige des cathétérismes rapprochés. Cependant, chaque fois qu'il avait essayé, M. H. avait rendu quelques cuillerées d'urine sanguinolente. On donne 7 centigrammes d'extrait d'opium, par fractions, de deux en deux heures. Sommeil vers une heure et demie de la nuit. Le matin, calme et vessie moins sensible que la veille.

2. Tout va bien : le malade a uriné seul, souvent, il est vrai. Les urines sont d'une odeur très-forte. Matin et soir, injection d'eau d'orge.

3. Le bien se soutient. M. Ségalas sonde le malade après qu'il a uriné, et ne trouve dans la vessie que quatre cuillerées d'urine limpide. Dans l'après-midi, M. H. se fait raser et mange une côtelette; mais, au bout d'une heure et demie, des frissons se manifestent avec gêne de la respiration et point de côté à gauche. Cet état dura plusieurs heures, après quoi il fut remplacé par de la chaleur, puis de la sueur. Pouls à 96. Comme l'urine

coulait librement, je m'abstins de la sonde. Sinapismes promenés sur les extrémités inférieures.

4 au matin. Encore légère moiteur ; abattement, mais oppression et douleur de côté beaucoup moindres. Pouls à 72, et mou. L'urine coule toujours bien ; elle est acide et à peine catarrhale ; elle commence à être gardée plus longtemps, quatre heures environ. On donne 30 grammes d'oxymel scillitique en potion ; vésicatoire volant sur le côté gauche de la poitrine.

Les jours suivants, des symptômes inquiétants continuent de se manifester du côté de la poitrine. Le catarrhe paraît avoir repris l'acuité qu'il avait avant l'opération, et exige un nouveau vésicatoire sur le côté droit. Cependant, vers le 10, la nature reprend le dessus, le facies, la voix et les mouvements attestent plus d'énergie, la respiration devient moins précipitée. La vessie, indolore, même à la pression, se vide toujours bien, à part trois ou quatre cuillerées ; l'urine est de couleur et de limpidité normales. L'appétit reparaît ; cependant les forces ne reviennent qu'avec une extrême lenteur.

Le 17, M. Ségalas revoit le malade pour en rendre compte à la commission. Il le trouve dans un état satisfaisant, le fait uriner, puis le sonde, et ne retire qu'une quantité d'urine insignifiante.

Je ne le revis dès lors qu'à de longs intervalles : sa santé était toujours chancelante ; il éprouvait habituellement des dérangements du côté de la poitrine et quelquefois du côté des organes digestifs, mais jamais vers la vessie. Il ne mourut que dix-huit mois après de son catarrhe pulmonaire, et j'ai appris du docteur Dondaine, qui lui donna des soins dans sa dernière maladie, que, jusqu'à son dernier moment, il avait toujours exprimé pour moi la plus vive reconnaissance.

Lorsque j'ai opéré cet homme, il était si affaibli par l'âge et la maladie antérieure, que les confrères présents n'y consentirent qu'avec une certaine anxiété. Ma position de compétiteur au prix d'Argenteuil devait redoubler mes craintes : toutefois, faisant abnégation de mes intérêts, et comptant d'ailleurs sur l'innocuité de mon opération, je me décidai : on voit que le succès a été aussi satisfaisant qu'il pouvait l'être dans de pareilles conditions. Sans les désordres qui se reproduisirent du côté de la poitrine, et, il faut le dire, par l'imprudence du malade, on aurait presque pu le considérer comme guéri au bout d'une huitaine de jours. Les accidents qui suivirent immédiatement l'opération tinrent en grande partie, comme on a pu le voir, à cette surexcitation nerveuse que développent souvent les longues maladies, surtout chez un homme naturellement irritable.

Obs. VI. — *Rétention d'urine avec rétrécissement de l'urèthre ; on traite en vain cette maladie. — Division d'une valvule au col de la vessie ; guérison complète en dix jours.*

M. B...te, de Pierrefort (Cantal), âgé de 60 ans, mais d'une bonne constitution, a eu, à l'âge de 20 ans, une blennorrhagie de peu de durée, et caractérisée par un écoulement léger que des injections ont supprimé. Il était vigoureux, adonné aux femmes et à l'équitation.

Il y a quatre ou cinq ans que, sans avoir eu jusqu'alors de sensibilité dans le canal, il commença à éprouver de la difficulté à uriner. Le jet diminua graduellement, devint bifide, entortillé ; la vessie se prit à son tour, et l'urine devint catarrhale.

Le malade vint à Paris, au mois de novembre 1844, se confier aux soins de M. Ségalas. Ce chirurgien trouve, à la courbure de l'urèthre, un rétrécissement qu'il traite par la cautérisation et la dilatation ; mais la vessie ne se vide toujours que très-incomplétement, et les urines restent catarrhales, malgré des injections d'eau froide faites journellement.

Le malade apprend à se sonder matin et soir, et acquiert par ce moyen la faculté de dormir. Sous l'influence d'une dizaine

d'injections au nitrate d'argent, le catarrhe disparaît complètement ; néanmoins la rétention persiste, et **M. B.** reste dans l'o-
bligation de se sonder. On entretient la dilatation par de grosses
bougies de cire.

Rien de nouveau jusque vers le milieu du mois de mai. Mais
alors **M.** Ségalas, frappé du beau succès que je venais d'obtenir
dans le cas précédent, pensa que son malade pourrait bien être
également affecté d'une valvule du col de la vessie, et me de-
manda de l'examiner. Mon exploration confirma en effet ce
soupçon, et, le 16 mai, dans la matinée, trois incisions furent
faites par ce chirurgien sur la saillie morbide, en ma présence,
ainsi que devant **M.** le docteur Richard, régisseur des haras du
Pin, et **M.** Daleau, alors élève des hôpitaux.

Deux heures après l'opération, la tisane fut vomie, et en
même temps survinrent des frissons qui durèrent une demi-
heure ; puis de la chaleur et de la sueur. A six heures du soir,
le pouls donnait 100 pulsations, et la sueur cessa vers onze
heures.

Du côté des voies urinaires, voici comment les choses se pas-
sèrent : d'abord les besoins d'uriner se répétèrent fréquemment ;
plusieurs fois il fallut introduire la sonde et extraire les caillots
qui l'obstruaient. Mais, vers quatre heures du soir, les besoins
devinrent moins fréquents, et, à six, la sonde ne donna plus issue qu'à de l'urine sanguinolente. A partir de ce moment, le
malade urina seul et sans grands efforts ; il n'éprouvait qu'un
peu de douleur vers la fin de la miction. Il n'a uriné que trois
fois pendant la nuit, tandis qu'il le faisait ou moins huit ou
dix fois auparavant.

Le 17 au matin, le sang avait cessé de paraître, et la sonde,
introduite une demi-heure après que le malade avait pissé, ne nous
a donné que quatre cuillerées environ d'urine claire et sans
traces de sang. Etat général satisfaisant ; point de fièvre (bouillons).

18. Etat parfait ; le malade n'a uriné que deux fois pendant
la nuit. Il y avait plus d'une demi-heure qu'il ne l'avait fait,
lorsque je le sonde, et je ne retire qu'un quart ou un tiers d'u-
rine limpide et de couleur naturelle (potages).

Mais vers minuit ou une heure du matin, sans signes précur-
seurs, sans avoir fait d'efforts dont il ait souvenance, **M. B.** est

réveillé par un besoin d'uriner et n'y satisfait qu'avec peine : il rend plusieurs caillots avec des urines sanguinolentes. Cependant, le matin, celles-ci sont revenues à leur couleur naturelle et sortent toujours facilement. Il y avait déjà quelque temps que la miction avait eu lieu, lorsque nous introduisons la sonde, et nous ne trouvons, malgré cela, que deux ou trois cuillerées d'urine limpide dans la vessie. Point de fièvre ; appétit ; le malade se lève.

Les jours suivants, rien de nouveau : les forces reviennent peu à peu; l'excrétion urinaire continue à se faire naturellement, à des intervalles de cinq heures environ, et nous restons quelquefois quarante-huit heures sans passer la sonde. Erections.

Le 26, c'est-à-dire le dixième jour après l'opération, M. B. traverse tout Paris, partie à pied, partie en omnibus, pour se rendre chez M. Ségalas, qui s'assure de nouveau que la vessie se vide parfaitement et que les urines sont naturelles. Il quitte Paris peu de jours après.

J'ai appris dernièrement, par un médecin qui suivait mon cours, que M. B. urine encore aujourd'hui très-bien, mais que malheureusement il vient d'être affecté de cataractes : qu'on juge de son embarras, s'il était obligé de se sonder.

Obs. VII. — *Rétention d'urine; dilatation énorme du canal sans résultat, dépérissement général, fièvre hectique. — Section d'une valvule au col de la vessie, amélioration locale très-marquée; rétablissement de la santé générale.*

M. J...., âgé de 43 ans, fabricant de vins de Champagne, d'un tempérament nerveux et très-irritable, n'a jamais eu de maladie, notamment du côté des voies urinaires, jusqu'à 20 ans, époque où il eut une première blennorrhagie peu intense, dont il dit ne s'être jamais bien guéri. Il lui en était en effet resté un peu d'écoulement qui tachait sa chemise et augmentait par le coït. Cet acte cependant se consommait sans douleur; et le besoin s'en est fait vigoureusement sentir jusqu'en 1837. M. J. a toujours continué de voyager et de se livrer aux plaisirs de toutes sortes.

En 1822, il a contracté des chancres et suivi un traitement mercuriel. En 1825 et années suivantes, il a eu diverses recrudescences de son uréthrite. En 1830, chaude-pisse cordée, bubon, orchite. Sangsues, emplâtre de Vigo. Guérison sans suppuration, mais il est toujours resté un écoulement chronique. En 1832, 34, 36, le malade est allé aux eaux de Vichy, Contrexeville, Plombières, mais toujours sans amélioration.

C'est en 1834 que la dysurie a commencé à se faire sentir. Le jet, précédé par une goutte blanchâtre et une cuisson, surtout le matin, ne se faisait pas encore bien longtemps attendre, excepté cependant quand quelqu'un était présent.

En 1838, un spécialiste très-connu fut consulté : il occasionna beaucoup de douleur, et ne put passer une sonde (1). En 1839, l'émission des urines exigeant des efforts plus considérables, M. Monod fut consulté; il procéda par la dilatation et parvint à introduire des catheters Mayor du plus fort volume ; mais la dysurie persista au même degré. En 1840, des sangsues et un régime antiphlogistique soutenu procurèrent du calme ; mais la difficulté ne diminua pas.

En 1841, les urines devinrent catarrhales : le dépôt, d'abord muqueux, devint ensuite floconneux et puriforme. Alors aussi des douleurs brûlantes se firent sentir dans l'urèthre pendant le coït; il ne sortait point de sperme extérieurement; désirs vénériens presque nuls.

En 1842, M. Civiale mit en usage des bougies de cire très-fines d'abord, puis de plus en plus volumineuses, des bains, des douches chaudes sur les reins pendant trois mois, enfin des injections froides journalières, le tout sans aucun résultat. A la fin de 1843, le malade se mit à prendre, soit par la bouche, soit en injections, de l'eau de Brocchieri, et il en prit, dit-il, pour 15 à 1,600 francs. L'état général, l'appétit s'en trouvèrent assez bien, mais aucun effet sur les voies urinaires. Il en cessa l'usage en 1844.

Vers le mois d'avril 1845, une fièvre quotidienne se manifesta, les urines devinrent véritablement purulentes : mictions très-lentes, au point de faire craindre une rétention complète,

(1) C'est celui qui, après avoir tant répété que mes sondes coudées ne peuvent être introduites, a fini par en préconiser de pareilles : seulement il a cru masquer son revirement d'opinion en les faisant faire en gomme élastique (Voir mes *Rech. sur les rétr. de l'urèthre*, p. 125).

se répétant toutes les demi-heures avec des douleurs très-vives.

Appelé, le 7 mai, par le docteur Coster, voici ce que j'observai :

Ecoulement habituel tachant la chemise; urines très-lentes à venir, à peu près neutres, très-troubles et mêlées de flocons jaunâtres se déposant immédiatement au fond du vase; leur émission, qui se répète à chaque instant, est précédée de douleur vive au col de la vessie et d'une sorte de spasme de cette région; il en sort à peu près un demi-verre par un jet impétueux et non interrompu, puis la sonde en peut faire sortir encore à peu près autant : celle-ci est plus chargée que la première. En somme, l'urine est beaucoup plus abondante que dans l'état normal, ce que j'ai déjà souvent observé en cas pareils. La vessie est douloureuse au contact de la sonde et à la pression hypogastrique. Par intervalles, souffrances dans les reins, surtout à gauche. La sonde à boule indique une sensibilité de toute l'étendue de l'urèthre, particulièrement de sa partie profonde, et la sonde coudée annonce évidemment une valvule au col de la vessie.

Etat général peu satisfaisant, toux fatigante, avec expectoration glaireuse; râle muqueux et sonorité dans toute l'étendue de la poitrine. Tous les soirs, à cinq heures, frissons suivis de chaleur, puis de sueur pendant toute la nuit. Le matin, il y a du mieux; souvent cependant le pouls conserve encore de la fréquence. Perte d'appétit, constipation, insomnie, abattement, inquiétudes continuelles sur l'avenir.

Le sulfate de quinine, pris à la dose de 50 centigrammes pendant trois jours, fait disparaître les frissons; mais l'état fébrile persiste. Des défaillances nécessitent à chaque instant des aspirations de vinaigre ou d'eau de Cologne.

Vers le 15, une céphalalgie sus-orbitaire très-intense se fit sentir tous les matins (pédiluves sinapisés); elle cessa au bout de quelques jours. Mais, en même temps que la céphalalgie, il se manifesta du côté de l'estomac une douleur intense avec vomissements : nulle boisson, autre que l'eau et la glace, ne pouvait être supportée. Un large vésicatoire volant sur l'épigastre fit cesser les vomissements, diminua la douleur et la toux, et amena une amélioration générale. Néanmoins le malade ne pouvait prendre aucune nourriture; à peine si quelques petites tasses de bouillon de veau étaient tolérées.

Jusqu'alors je n'avais pu m'occuper des voies urinaires, et, pendant les derniers jours, cet état avait tellement empiré, que le malade, qui jusqu'alors n'avait envisagé mon opération qu'avec une extrême répugnance, finit par la réclamer avec instance, disant qu'on ne pouvait espérer un moment plus favorable. Mais sa position était tellement grave, que je ne voulus pas m'y décider sans revoir M. Ségalas, qui était déjà venu, quelques jours auparavant, en consultation, et avait pensé que c'était me compromettre, moi et mon opération, que de la pratiquer dans de telles conditions.

Il revint, le 27, dans la matinée, et voyant qu'il n'y avait pas de mieux à attendre, rassuré d'ailleurs un peu par la résolution du malade, il donna son assentiment.

Je divisai donc immédiatement la valvule en sa présence, ce que le malade supporta avec plus de patience et de calme que je ne l'espérais. Aussitôt son urine parut teinte de sang.

A deux heures, je le trouve dans un état satisfaisant et sans fièvre; il a uriné trois fois avec douleur, mais plus facilement que de coutume, quoique le liquide fût chargé de sang et même mêlé de caillots; il le fait devant moi, et je constate qu'il attend encore un peu, mais que tout se passe avec calme et sans ces ténesmes convulsifs qui le tourmentaient auparavant. Quelques moments après, je passe la sonde, qui ne donne plus issue qu'à une ou deux cuillerées de liquide sanguinolent. Injections d'eau tiède; eau et glace pour boisson.

A huit heures du soir, beaucoup moins de fièvre que la veille : l'urine sort toujours avec aisance; elle se fait encore un peu attendre, mais le malade dit que c'est à cause de la douleur que lui fait éprouver le passage des premières gouttes.

28. La nuit a été bonne : trois ou quatre heures de sommeil. L'urine est toujours sanguinolente, et l'émission se fait comme hier. Il a pris avec un plaisir extrême quelques cuillerées de vin de Bordeaux dans de l'eau. Je le sonde devant M. Ségalas, après l'avoir fait uriner, et nous ne trouvons que deux cuillerées de liquide dans la vessie. Plus de douleur à l'épigastre, mais l'hypogastre est toujours sensible à la pression.

Le soir, je le trouve abattu et assoupi; il avait bien passé la journée; mais, dans l'après-midi, ayant voulu mâcher et sucer la partie charnue d'une côtelette, la digestion a été pénible.

29. Il y a eu deux selles liquides pendant la nuit, et je trouve encore un peu d'agitation et de moiteur. Il n'y a plus de sang dans les urines. Celles-ci sortent toujours de même, et contiennent peut-être un peu moins de flocons. Quelques cuillerées de potage, eau rougie, glace, injections, lavement émollient, bain de siége.

Plusieurs heures de sommeil dans la journée. Le soir, état satisfaisant, à peine de la fièvre ; moins de douleur en urinant. Le lavement a été suivi d'un flux de bile abondant ; miction toutes les deux heures. La digestion du potage s'est bien faite.

30. Point de selles pendant la nuit, langue belle, appétit. La disposition aux défaillances, qui avait persisté jusque dans ces derniers jours, paraît avoir cessé. Rien de nouveau du côté des urines. Injections, potages légers, jaune d'œuf, lavement. Comme les crachats sont toujours abondants, ainsi que le catarrhe des urines, je mets un vésicatoire au bras.

31 et 1er juin, je m'absente pour une lithotritie en province.

2. Urines plus claires et crachats moins abondants. Point de fièvre. Erections pendant la nuit, mais avec picotements dans le canal. Injections avec une décoction d'écorce de chêne.

Les jours suivants, je continue ces injections. L'appétit revient, et, sous tous les rapports, la santé s'améliore. L'urine reprend sa couleur et sa limpidité normales ; elle ne forme plus qu'un peu de dépôt au fond du vase.

5. M. J. se plaint d'éprouver encore un besoin assez fréquent d'uriner pendant la nuit. Pensant que la pommade au garou, qui sert à entretenir le vésicatoire, pourrait bien en être cause par les cantharides qu'elle contient, je recommande de l'enlever au bout d'une heure. Mais, dans la nuit suivante, les besoins ont encore été plus fréquents et plus pénibles. Le malade prend un lavement purgatif, et, en allant à la selle, il rend par la verge une quantité considérable de matières glaireuses et épaisses, ce qui le soulage beaucoup. Supposant que les injections, par leur tannin, condensaient peut-être les mucosités, je les supprime et les remplace par de l'eau.

A mon retour d'un nouveau voyage, le malade me raconte que, le 9, il a beaucoup souffert pour uriner, et que les besoins s'en faisaient sentir toutes les demi-heures ; que, le 10, il avait été un peu mieux; que, le 11, il avait été mieux encore; que, le 12, il avait été à pied aux Tuileries, où il avait uriné avec un jet facile; que ce jour-là il avait mangé du mouton le matin et pris une glace pendant sa promenade sans inconvénient; mais que, le soir, du porc et du boudin qui l'avaient tenté avaient mal passé. Le 13, je le trouve avec la figure ouverte et riante; il est content de son estomac, souffre bien moins dans le canal, urine bien et avec un jet assez fort; ses urines ont une couleur naturelle, une limpidité presque parfaite, et ne déposent que très-peu de mucosités au fond du vase; cependant elles ne sont pas encore acides. Je suspends l'usage de la sonde : 45 centigrammes de seigle ergoté pour régulariser la contractilité de la vessie; eau de goudron.

Enfin, le 16, M. J. était si bien, que, sur ses instances réitérées, je lui pratique une injection iodée pour un hydrocèle dont il était affecté. Tout alla très-bien, et, au bout de quelques jours, l'hydrocèle avait complétement disparu.

Mais lorsque l'inflammation excitée par l'injection tombait, la sensibilité du canal se réveilla et la vessie se vida avec un peu moins d'aisance. Une légère cautérisation uréthrale ne modifia en rien cet état. Vainement je proposai une nouvelle section qui alors aurait été faite dans les circonstances les plus favorables; M. J., homme très-nerveux, fantasque et pusillanime, ne put jamais s'y résoudre, bien qu'il avouât avoir peu souffert la première fois. Il partit, en conséquence, le 12 juillet, pour son pays qui est à plus de quarante lieues de Paris.

Dès lors il reprit ses occupations et ses habitudes, et se livra même à des actes que je lui avais expressément interdits. Malgré tout, il fut en état de revenir à Paris, pour ses affaires, au mois d'octobre, et, le 25, nous allâmes ensemble chez M. Ségalas, qui admira le changement survenu dans sa santé.

Il est évident que j'ai sauvé la vie à cet homme, et je l'aurais guéri complétement, j'en suis presque certain, s'il fût revenu comme il me l'avait promis. Mais, depuis, pour certaines raisons que les médecins ne connaissent que trop, la recon-

naissance qu'il m'exprimait si vivement d'abord
a changé d'allure, et je ne l'ai pas revu.

Obs. VIII. — Je ne cite ici que pour ne rien omettre, M. W...
âgé de 45 ans environ, que j'ai opéré, le 14 août 1845, en présence du docteur Zurcher. L'opération ne fut pas suivie du
moindre accident ; il résulta même de mon traitement une amélioration notable ; mais ce traitement fut tellement long et com-
pliqué, la maladie elle-même présenta des phénomènes d'une
étiologie si obscure, que je ne sais pas d'une manière précise
quelle part faire à l'opération. Je reviendrai sur ce fait lorsque
j'agiterai de nouveau la question de la paralysie essentielle de la
vessie.

Obs. IX. — Je ne ferai également que signaler une autre
opération faite en ma présence, le 7 novembre 1845, par M. Ségalas, sur M. P..., sexagénaire, chez lequel nous avions reconnu
une valvule prostatique. Cette opération ne fut suivie d'aucun
accident : l'écoulement de sang fut très-modéré, et cessa tout à
fait le 8 au soir ; mais le résultat fut à peu près nul : la rétention,
qui était complète avant l'opération, mais qui avait paru un peu
moindre après celle-ci, ne tarda pas à revenir à son premier état,
et nous étions assemblés de nouveau pour recommencer, lorsque
le médecin ordinaire du malade proposa d'essayer les préparations aurifères, espérant résoudre ainsi l'engorgement prostatique. Je n'ai plus revu ce malade, mais j'ai lieu de croire qu'il
est resté dans le même état, et qu'il s'est volontairement con-
damné à faire usage de sondes le reste de sa vie.

Obs. X. — *Rétention presque complète d'urine ; traitement
inutile d'un rétrécissement de l'urèthre. — Section d'une valvule au col de la vessie ; guérison immédiate et parfaite.*

M. B...n, âgé de 38 ans environ, marié, caissier dans un
magasin de nouveautés, avait contracté, il y a longtemps déjà,
une blennorrhagie qui ne s'était jamais guérie complètement et
avait eu plusieurs exacerbations. Plus tard, le cours de l'urine se
trouvant dérangé, il s'adressa à deux urologistes qui, l'un par

la cautérisation et l'autre par la dilatation d'un rétrécissement existant à la courbure de l'urèthre, n'eurent aucun succès; en sorte que, le jet urinaire continuant toujours à diminuer, la rétention menaça un jour d'être complète. Alors M. B., qui m'avait vu plusieurs fois chez le malade de l'observation Ire, et avait connaissance du résultat, résolut de se confier à moi, et il vint un jour, à dix heures du soir, pour se faire sonder, craignant que les urines, qui avaient on ne peut plus mal coulé pendant la journée, ne vinssent à s'arrêter complétement pendant la nuit. Une sonde de volume ordinaire et à courbure fixe passa très-librement, et je vidai la vessie qui était distendue. Puis, à l'aide de mon explorateur, je reconnus une valvule au col de la vessie, accompagnée d'un rétrécissement largement dilaté à la courbure de l'urèthre, et d'une inflammation chronique de la région prostatique. Le reste de l'appareil urinaire était à peu près sain.

Fatigué de souffrances et de continuelles appréhensions, encouragé d'ailleurs par les conseils de son médecin ordinaire, M. Béhier, agrégé de la Faculté de Médecine, M. B. se soumit enfin à l'incision de la valvule.

Celle-ci fut pratiquée, le 1er septembre 1845, en présence de M. Béhier, à qui je fis constater auparavant la saillie anormale. L'opération n'offrit de remarquable que son extrême facilité, et immédiatement le malade urina de telle sorte qu'il n'avait jamais fait mieux de sa vie. Le reste de la journée se passa tranquillement sans que le besoin d'uriner se fît sentir; mais, à ma visite du soir, nous trouvâmes, M. Béhier et moi, le malade très-agité : la vessie était très-distendue et ne pouvait se vider. Je passai immédiatement la sonde; mais il ne sortit pas d'urine, et je m'aperçus, en retirant l'instrument, que la rétention était due à du sang qui s'était coagulé dans le réservoir urinaire. Il serait trop long de décrire ici ce que je fus obligé de faire pour vider cet organe; mais enfin j'en vins à bout, et, chose qui me surprit grandement, dès le lendemain, les urines étaient revenues à leur couleur naturelle.

Tout se passa bien : les jours suivants, je me contentais de passer momentanément une grosse sonde élastique, et, dès le 11, je ne vis M. B. qu'à des intervalles éloignés, pour pratiquer une dépression sur les parties divisées.

Depuis ce temps, M. B. se porte parfaitement bien, il urine avec toute la facilité imaginable : il ne lui reste plus qu'un peu de cette inflammation chronique que j'ai dit exister dans la partie profonde de l'urèthre, et que divers moyens pris par la bouche n'ont pu extirper radicalement. Le rétrécissement aurait aussi une assez grande tendance à se reproduire, si l'on ne passait de temps en temps une sonde pour l'en empêcher.

Ce fait, remarquable surtout par son beau résultat, offre encore, sous d'autres rapports, matière à réflexion. Pourquoi l'hémorrhagie a-t-elle été plus abondante que de coutume? L'incision a-t-elle été plus profonde? Quoique, en effet, le résultat semble indiquer qu'elle a dû avoir une certaine profondeur, je pense que c'est plutôt dans l'organisation même du sujet que doit être recherchée la raison d'une telle différence. M. B., habituellement affecté d'une sécrétion abondante des muqueuses, a les chairs molles et cette peau rosée qui indique que le sang pénètre avec facilité dans les dernières ramifications vasculaires. Lorsque je pressais bien à plat sur son ventre pour favoriser l'issue du sang à travers la sonde : « Si vous eussiez ainsi pressé, me dit-il, sur le ventre de ma mère, chacune des applications de vos doigts y aurait laissé une empreinte noire. » Les mêmes circonstances, à peu près, se reproduisirent dans le fait suivant.

Obs. XI. — *Pertes séminales abondantes avec faiblesse du jet urinaire. — Section d'une valvule au col de la vessie; amélioration.*

M. le comte de H...., Allemand, âgé de 29 ans, grand,

blond, d'un tempérament lymphatico-sanguin, avait vu peu
à peu, et sans cause connue, se développer chez lui une irritation chronique de la région prostatique, qui amena, au bout
de quelque temps, des pertes séminales abondantes, et par suite
une impuissance très-marquée. Ce qui préoccupait le plus cet
excellent jeune homme, qui se trouvait placé à un degré assez
élevé de la hiérarchie diplomatique, c'était l'affaiblissement de
sa mémoire. Ajoutons à cela que le jet urinaire était faible,
bifide, entortillé; que, bien que la vessie se vidât assez complétement, cette opération ne se faisait toujours qu'avec efforts, et
que c'était alors surtout que les pertes avaient lieu. Je constatai
une valvule au col de la vessie.

Bien des moyens ayant été employés en vain, et notamment
plusieurs cautérisations de la partie profonde de l'urèthre, je
pensai que les efforts nécessaires pour expulser l'urine contri-
buaient peut-être mécaniquement aux pertes séminales en dé-
terminant une forte pression sur les vésicules séminales (voir
mes *Rech. sur les mal. des org. génit.-urin. chez les hommes
âgés*, p. 97), et que peut-être diminuerait-on ces pertes en don-
nant plus de liberté aux urines. Il y avait en outre lieu de craindre que la dysurie n'augmentât à une époque où le malade serait fort éloigné de personnes qui pussent en reconnaître la cause;
et d'ailleurs j'avais déjà pratiqué assez de fois mon opération
pour être bien convaincu de son innocuité.

Je fis donc la section de la valvule, le 20 septembre 1845, et
il ne se présenta rien alors qui mérite d'être signalé; mais, le
soir, je trouvai le malade en proie à de vifs besoins d'uriner qu'il
ne pouvait satisfaire, et qui étaient produits par la présence d'une
grande quantité de sang coagulé dans la vessie. Je parvins à débarrasser cet organe; mais, pendant la nuit, je fus réveillé pour
un pareil accident. Il est difficile d'évaluer la perte de sang mêlé
aux urines, mais je pense que j'en ai retiré près de 500 grammes
chaque fois. Comme il en était résulté un état de faiblesse assez grande, je fis, afin d'arrêter cet écoulement, des injections
d'eau froide dans la vessie, et j'y en laissai même une certaine
quantité. Le lendemain, les urines, qui s'étaient écoulées librement, étaient encore teintes de sang, mais ne contenaient plus
de caillots, et enfin, le troisième jour, elles étaient complétement revenues à leur état normal.

Mais, à partir du 24, il se manifesta, sans altération organique et même sans douleur appréciable, une faiblesse très-grande, avec accès de fièvre fréquents et irréguliers. Pensant que la perte de sang et les manœuvres nécessaires pour l'extraire n'avaient pas été étrangères à cet état, je me contentai d'administrer de bons bouillons gras et une infusion de quinquina. Au bout de six ou sept jours, tous ces symptômes s'étaient dissipés. Je pus dès lors introduire une grosse sonde destinée à empêcher la cicatrisation de la plaie, et même, le 4 octobre, je pratiquai une dépression que je répétai ensuite tous les trois ou quatre jours, jusqu'au 20 inclusivement.

Par suite de ce traitement, l'état du malade s'améliora de plus en plus : les urines coulèrent librement, les pertes séminales diminuèrent notablement, mais ne disparurent pas d'une manière complète ; le besoin du coït se réveilla, mais l'éjaculation se faisait un peu trop promptement.

Dans ce cas, nous eûmes à nous applaudir, le malade et moi, du résultat de l'opération ; toutefois, la perte de sang, qui eut lieu quelques semaines seulement après un accident semblable survenu au malade précédent, ne laissa pas, quoiqu'elle n'ait pas eu de conséquence grave, que de me faire faire de sérieuses réflexions. D'abord, un rapprochement se fit naturellement dans mon esprit entre ces deux constitutions à peu près semblables, et ensuite je me rappelai que, dans les deux cas, j'avais fait uriner les malades immédiatement après l'opération, et que j'avais laissé la vessie tout à fait vide. Je me demandai alors si la réplétion de cet organe, surtout à l'aide d'un liquide frais, ne s'opposerait pas jusqu'à un certain point à l'écoulement de sang, et ensuite s'il n'y aurait pas avantage à ce

que ce dernier liquide, en se mêlant de suite à
l'eau, eût moins de tendance à former des caillots.

Quoi qu'il en soit, la conséquence que j'ai tirée
de ce raisonnement ne me paraît pas dénuée de
justesse, car, depuis ce temps, j'ai pris l'habitude
de faire, immédiatement après l'opération, une
injection d'eau fraîche dans la vessie, et je n'ai
pas vu se reproduire ce qui s'est passé ici.

Obs. XII.—*Rétention d'urine ancienne et récidives fréquentes
d'affection calculeuses ; section d'une valvule du col vésical ;
point de résultat. Plus tard, sonde dans la vessie ; taille ;
mort. On constate pourquoi l'opération de la valvule a été
inutile.*

Le nommé Potier, octogénaire, est, depuis dix-sept ans,
affecté d'une rétention d'urine complète : il se sert, chaque fois
qu'il a besoin d'uriner, d'une sonde élastique à courbure fixe.
Six ans avant qu'il se présentât à moi, le cathétérisme ayant fait
découvrir un calcul, il fut soumis à la lithotritie. Cinq ou six
mois après, nouveaux symptômes, nouvelles séances. Plusieurs
récidives ayant ainsi eu lieu, il s'adressa à M. Civiale qui le li-
thotritia lui-même plusieurs fois, et il y avait à peine un mois
que celui-ci l'avait déclaré complétement guéri, que les mêmes
incommodités se faisant toujours sentir, il vint me consulter. A
l'aide de ma sonde à courbure courte et brusque, je trouvai immédiatement plusieurs calculs ou fragments de calculs volumi-
neux. Je reconnus en outre que la rétention d'urine était produite
par une valvule du col de la vessie. Les urines étaient troubles et puriformes. Du reste, ce vieillard, malgré de si longues
épreuves, était parfaitement conservé, et je ne désespérai pas de
le rendre complétement à la santé.

Je le fis entrer à la Pitié, dans le service de M. A. Bérard,
alors l'un des juges du concours pour le prix d'Argenteuil, et là
il fut débarrassé d'abord de ses calculs à l'aide de la lithotritie et

de ma sonde évacuatoire à double courant. Cela fait, j'essayai, le 12 septembre 1845, de rétablir le cours de l'urine en incisant la valvule du col de la vessie; mais l'opération n'eut aucun résultat, et il fallut continuer l'usage de la sonde. Quant aux suites immédiates, elles n'offrirent rien de digne d'être noté; seulement, au bout de deux ou trois jours, un élève ayant pratiqué le cathétérisme avec violence, il en résulta un écoulement sanguin et des caillots assez forts qu'il fallut extraire artificiellement; mais tout rentra immédiatement dans l'ordre, et le malade sortit le 19, c'est-à-dire sept jours après l'opération.

Il resta assez tranquille jusqu'au mois de décembre, époque où la vessie se trouvant douloureuse et les urines très-chargées de glaires puriformes, j'injectai, le 9, une solution caustique (1 gramme de nitrate d'argent cristallisé pour 30 grammes d'eau). Le 13, Potier vint chez moi et me raconta qu'après la cautérisation, les spasmes dont sa vessie était le siége après l'émission urinaire avaient cessé, mais qu'ils commençaient à revenir avec la sensibilité. Urines plus claires. Quelques jours après, cautérisation superficielle de la région prostatique sans grand résultat.

Le 29, deux injections caustiques faites dans la même séance. Ce n'est qu'à la deuxième que la douleur se fait sentir, et encore est-elle très-supportable. Le lendemain, sensibilité vésicale assez vive, un peu de sang dans les urines. Le 31, mieux sensible, plus de sang, urines claires.

Potier fut assez tranquille le reste de l'hiver; mais les nouveaux symptômes de pierre s'étant reproduits, je le lithotritiai de nouveau, le 12 mai 1846, puis le 16 et le 21, évacuant chaque fois les débris à l'aide de ma sonde évacuatoire, et alors je ne trouvai plus de corps étranger dans la vessie. Cette fois, comme la première, les pierres étaient formées de matière calcaire. Je retirai encore quelques petits fragments les 12 juillet et 20 août, et le calme se rétablit.

Mais, le 2 mars 1847, Potier revint me voir, se plaignant d'éprouver une douleur très-vive dans la vessie avec des spasmes extrêmement pénibles à la fin de chaque miction; les urines étaient puriformes et fétides. Le 8, nouvelle injection caustique qui n'amena aucun changement.

Cette persistance et la continuité des douleurs me portèrent à explorer de nouveau la vessie; mais la sensibilité de cet organe

était tellement vive, que mes explorations devinrent bientôt in-
tolérables. Je finis cependant par acquérir la certitude qu'il existait un corps étranger dans la vessie ; mais vainement je tentai
de le broyer : tantôt je ne pouvais le saisir ; tantôt, après l'a-
voir saisi avec les mors du lithotribe tournés en arrière, je ne
pouvais les retourner en avant ; tantôt enfin je saisissais le corps
étranger lorsque les mors étaient encore dirigés vers la paroi antérieure de la vessie. Une fois, je retirai entre ceux-ci une matière noirâtre semblable à celle qui recouvre les sondes de gomme
élastique ; et le malade, n'ayant rien pu répondre à l'observation
que je lui en fis, je pensai que sans doute les sondes avaient, par
leur frottement répété, formé une croûte à la surface du calcul,
et que c'était cette croûte que l'instrument avait détachée.

Enfin, une dernière tentative, faite le 31 mai, n'ayant pas été
plus heureuse que les précédentes, je m'étais d'abord décidé à
mettre l'éther en usage pour avoir plus de facilité à prolonger
mes manœuvres ; mais quelques-unes des circonstances précédemment indiquées me firent craindre que le calcul ne fût adhérent, et je changeai d'avis. Je crus donc qu'il n'y avait pas
d'autre ressource que la taille, et comme ce malade ne pouvait
être opéré chez lui, puisqu'il couchait dans un dortoir de l'hos-
pice des ménages, je le fis entrer à l'Hôtel-Dieu, dans le service
de M. Roux.

Cet habile chirurgien sentit également un corps étranger, mais
il crut le sentir vers le sommet de la vessie ; il pensa, comme moi,
que la taille était nécessaire, et cette opération fut faite, vers le
20 juin, par la méthode latéralisée. M. Roux était d'avis d'em-
ployer, comme il le fait le plus souvent, le gorgeret tranchant
d'A. Cooper pour inciser le col de la vessie ; mais je votai pour
le lithotome caché, dans l'espérance que celui-ci inciserait mieux
la valvule du col de la vessie et pourrait ainsi débarrasser le malade à la fois de sa pierre et de sa rétention d'urine (Voir mes
Rech. sur une cause, etc., p. 40 et 149). Voici ce qui arriva :

L'incision ayant été faite, et les ténettes introduites, celles-ci
ne trouvèrent d'abord rien. Le doigt ayant été ensuite introduit,
sentit le corps étranger, et les tenettes, portées dans la même
direction, finirent par ramener au dehors une sonde élastique
de 4 à 5 mill. de diamètre, roulée deux fois sur elle-même en
cercle, dépouillée de presque toute sa matière emplastique, et pré-

sentant çà et là des traces de dépôt phosphatique. Le malade
ne put nous fournir aucun renseignement sur l'introduction de
cette sonde dans sa vessie.

Les suites de cette opération ne furent pas heureuses : dès le
jour même, le malade ne put uriner, et on fut obligé le lendemain
de lui mettre une sonde à demeure; des signes d'inflammation
se manifestèrent du côté de la vessie et des reins; fièvre continuelle, prostration de plus en plus marquée; enfin mort le 28.

A l'autopsie, rien dans la vessie; cet organe est assez large et
hypertrophié; sa muqueuse est d'une couleur ardoisée, mais sans
ulcération. Le lithotome n'a incisé que la portion membraneuse
de l'urèthre et les deux tiers inférieurs de la portion prostatique;
le col n'a été intéressé en aucune manière dans l'opération de la
taille. La valvule est très-mince et flottante par son bord libre;
elle est traversée complétement, de l'urèthre vers la vessie, par
deux fausses routes anciennes et tapissées d'une muqueuse blan-
che parfaitement organisée. L'incision que j'avais faite pour re-
médier à la dysurie est également revêtue d'une membrane muqueuse; mais elle n'est pas assez profonde. (J'ai présenté cette
pièce, le 29 juin, à l'Académie de Médecine.)

Les reins n'ont pu être examinés.

De toutes les circonstances remarquables que
cette observation présente, quelques-unes seulement fixeront ici notre attention.

Et d'abord ne se pourrait-il pas que les fréquentes récidives de l'affection calculeuse obser-
vées dans le principe tinssent à l'imperfection des
moyens employés pour extraire les fragments?
Comme on n'a pas trouvé le moindre débris, soit
au moment de la cystotomie, soit à l'autopsie,
bien que la rétention d'urine ait persisté jusqu'à
la mort, n'est-il pas évident que ma sonde évacuatoire a rempli parfaitement le but que je m'é-
tais proposé en l'imaginant?

En second lieu, mon opération sur la valvule n'a eu aucun succès; mais remarquons que le lithotome largement ouvert en a eu moins encore. La valvule a cédé devant les instruments, ce qui a dépendu sans doute de son état de laxité, état dû lui-même au passage incessamment répété des sondes pendant dix-sept ans, et à la présence de deux fausses routes immédiatement derrière le point à couper, ce qui devait nécessairement lui ôter encore de sa fixité.

Je suis certain que cette valvule n'aurait pas échappé au sécateur que j'ai imaginé il y a quelques mois, et que je décrirai plus loin.

Obs. XIII. — *Rétention d'urine avec rétrécissement de l'urèthre, traitement inutile de ce rétrécissement; débilité extrême. — Incision d'une valvule au col de la vessie; urines faciles; mais le marasme continue; mort deux mois après l'opération.*

M. B....r, âgé de 45 ans environ, avait eu dans sa jeunesse quelques blennorrhagies à la suite desquelles il lui était resté une inflammation chronique de l'urèthre caractérisée par un léger écoulement et par des ardeurs incessantes dans le canal et surtout dans sa partie profonde. Peu à peu le jet de l'urine diminua, et il vint un temps où ce liquide ne sortait plus qu'avec une grande difficulté. Un spécialiste fut consulté, qui rencontra un rétrécissement à la courbure de l'urèthre, cautérisa et dilata largement, sans obtenir une amélioration sensible. Fatigué de ce traitement, ainsi que de quelques autres encore, et désespérant d'obtenir quelques secours de la chirurgie, M. B. avait fini par ne plus rien faire, se contentant de se passer lui-même une sonde élastique lorsque le besoin s'en faisait sentir. Mais l'inflammation avait fini par gagner la vessie et probablement même les reins; car les urines, quoique louches seulement et ne formant pas un dépôt abondant, étaient très-alcalines et se putréfiaient très-rapidement; leur teinte était d'un jaune pâle. Amaigrissement extrême, prostration des forces, fièvre hectique : le malade ne pouvait quitter son lit.

Telle était la position de cet homme lorsque, d'après les conseils de celui qui fait le sujet de mon observation II, il me fit appeler, le 22 septembre 1846. Je demandai alors à être mis en rapport avec M. Pidoux, agrégé de la Faculté, son médecin ordinaire, ce qui fut fait le lendemain même. Nous constatâmes ce qui précède, et l'urine, traitée par l'acide nitrique, ne nous donna aucun résultat. Nous soupçonnions la présence du sperme dans le liquide excrété; mais cette question, pour le moment, était tout à fait secondaire, en comparaison de la dysurie. Celle-ci était telle que le malade, malgré son extrême degré de faiblesse, était obligé de se mettre sur les genoux et de faire de violents efforts pour chasser un mince filet d'urine interrompu à chaque instant, et recommençant avec de nouveaux efforts : finalement la vessie ne se vidait qu'à moitié. Je constatai un rétrécissement largement dilaté à la courbure du canal, une inflammation avec sensibilité exquise de la région prostatique, et une valvule bien caractérisée au col de la vessie : cette valvule était évidemment le seul obstacle au passage de l'urine. Nous essayâmes, mais inutilement, quelques préparations térébenthinées, et l'opération de la valvule dut bientôt être faite.

Je la pratiquai le 30. Comme le malade était tout à fait épuisé et qu'une perte de sang tant soit peu abondante aurait pu avoir les conséquences les plus fâcheuses, je ne cherchai pas à faire l'incision profonde; je ne voulais que donner plus de facilité aux urines, quitte à être obligé de faire plus tard une nouvelle opération si le malade se rétablissait.

Mon but fut parfaitement atteint : l'urine ne fut que légèrement sanguinolente, et pendant vingt-quatre heures à peine; le jet urinaire, sans avoir toute la force désirable, se fit néanmoins assez bien pour que, à partir de ce moment jusqu'à son dernier jour, M. B. pût uriner sans effort, et sans même se lever, dans un urinal placé entre ses cuisses.

Malgré cela, l'affaiblissement devint continu. Une maladie me retint moi-même au lit depuis le 5 octobre jusqu'au 23, et,

lorsque je revis **M. B.**, un abcès venait de se former à la marge
de l'anus et avait été ouvert par le docteur Pidoux.

Un phénomène qui depuis longtemps incommodait fort le
malade, c'était une cuisson très-vive qui se faisait sentir dans le
canal au passage de l'urine : cette cuisson était restée la même
depuis l'opération. J'essayai de la modifier, le 6 novembre, au
moyen d'une légère cautérisation uréthrale : il en résulta une
amélioration qui dura peu. Enfin, le marasme se prononçant de
plus en plus, et le tube digestif cessant de tolérer la moindre
nourriture, malgré une foule de moyens, notamment le quinquina, le sulfate de quinine, etc., le malade succomba le 27 novembre.

Dans ce cas, l'opération a fait tout ce qu'elle
pouvait ; malheureusement il était trop tard pour
que la nature pût faire le reste. Néanmoins le
malade a été soustrait à des incommodités bien
pénibles, et qui le seraient devenues encore plus
dans les derniers temps de sa vie.

Obs. XIV. — **M. L.....**, âgé de 58 ans environ, me fut
adressé par le docteur Perrochaud, de Montreuil-sur-Mer. Depuis plusieurs années déjà, il est atteint de dysurie ; mais la rétention était à peu près complète lorsque je le vis au mois de
juin 1847 : il n'urinait que quelques gouttes sans l'aide de la
sonde, qui, du reste, entrait aisément. Je lui trouvai un engorgement de la prostate avec sensibilité de l'urèthre au passage de
cette glande, et valvule au col de la vessie.

Le 28 juin, après quelques tentatives de dépression restées
sans résultat, je pratiquai la section de la valvule, qui fut suivie
d'un écoulement médiocre de sang pendant un ou deux jours.
D'abord il y eut un peu d'amélioration dans l'émission de l'u-
rine ; mais cette amélioration se soutint peu. Des affaires ne per-
mirent pas à **M. L.** de rester plus longtemps à Paris, et il partit
le 18 juillet, à peu près dans l'état où il était venu. J'ai regretté
de ne pouvoir lui pratiquer une seconde opération, comme je l'ai
fait avec succès sur deux des malades que j'ai traités ensuite.
Il m'a promis de revenir.

Ici le résultat, et surtout l'exploration, ont prouvé que je n'avais divisé l'obstacle que d'une manière incomplète. A quoi cela tient-il? Je me demande si les tentatives de dépression faites auparavant n'avaient pas donné à la valvule une laxité qui lui aurait permis de fuir sous le tranchant de l'instrument, ainsi que nous l'avons vu dans l'observation XII.

Obs. XV. — *Dysurie; rétrécissement de l'urèthre. Dilatation du rétrécissement à la suite de laquelle la rétention devient complète. — Valvule au col de la vessie; incisions de cette valvule; guérison.*

M. H...te, ancien brasseur, âgé de 62 ans, demeurant à Vaugirard, a eu, à 19 ans, une blennorrhagie qui a duré longtemps et paraissait se reproduire au moindre excès. Dès cette époque, il éprouva constamment, dans le canal, un sentiment de gêne, avec jet d'urine petit et plusieurs fois interrompu. Cet état fut combattu, sans succès, bien entendu, par divers traitements mercuriels en liqueur et en frictions.

A 28 ans, un écoulement uréthral se reproduisit avec inflammation du testicule. Depuis ce temps, jamais il n'y eut de tranquillité parfaite du côté des voies urinaires, et cependant les forces viriles se conservèrent très-actives ; cinq enfants sont résultés du mariage de M. H. La miction finit par devenir tellement gênée, que le besoin d'uriner se faisait sentir cinq ou six fois par heure.

Enfin, il y a deux ans, un chirurgien distingué, qui fut consulté, explora l'urèthre, y reconnut un rétrécissement à la courbure, et le dilata largement. A partir de ce moment, chose qui semble bizarre, et qui cependant s'explique parfaitement, le cours de l'urine se trouva totalement arrêté, et la vessie ne put se vider qu'à l'aide de sondes élastiques que le malade apprit à s'introduire. De là contestations entre le chirurgien et le malade. Le premier disait avoir guéri le second, puisque les plus

grosses sondes passaient là où l'on pouvait à peine auparavant
introduire les plus petites ; celui-ci, de son côté, répondait que
la preuve qu'il n'était pas guéri, c'est qu'il n'urinait plus .du
tout, tandis qn'auparavant il urinait encore un peu.

Au bout de six mois, une hydrocèle survint, et fut, à deux reprises différentes, combattue par les antiphlogistiques avec assez d'avantage pour paraître guérie. Mais, s'étant reproduite une
troisième fois, le docteur Tavignot, qui était devenu chirurgien
du malade, fit une ponction, puis, quelque temps après, une
ponction nouvelle et une injection. Au bout d'une quinzaine,
un abcès se produisit dans la tunique vaginale, fut ouvert, guérit,
et dès lors l'hydrocèle n'a plus reparu.

Mais l'introduction des sondes fatiguait toujours singulièrement le canal. Celui-ci était le siége d'un écoulement abondant
et d'une vive sensibilité : plusieurs fois il y eut imminence d'orchite.

C'est il y a plusieurs mois déjà que je fus appelé, auprès de
ce malade, par M. Tavignot qui, d'après la singularité de plusieurs phénomènes, croyait avoir affaire à l'un de ces cas que
j'ai désignés par le nom de *valvules musculaires du col de la
vessie*. Je fus en effet de son avis ; mais je ne voulus pas m'en as-
surer à cette époque, à cause du mauvais état de l'urèthre et
des testicules. Mais lorsqu'il fut temps d'agir, M. H. eut beaucoup de peine à se décider, tant les premières tentatives chirur-
gicales qu'il avait subies l'avaient peu encouragé. Enfin cependant, vaincu par le mal et par une nouvelle menace d'orchite,
il se résigna, non toutefois sans aller consulter l'une des personnes que je lui avais désignées comme ayant été opérées par
moi, et que je savais ne devoir pas s'offenser de cette démarche.

L'opération fut pratiquée, le 21 juillet, en présence de M. Tavignot. Immédiatement le malade urina avec un jet assez plein,
mais qui dura peu. Le jour même il sortit quelques petits caillots avec l'urine ; mais, dès le lendemain matin, celle-ci ne con-
tenait plus de sang. A mon arrivée, je trouvai le malade à table,
déjeûnant avec sa famille. Il avait uriné plusieurs fois dans un
bain que je lui avais recommandé, mais nullement hors du bain.

Cet état, malgré quelques dépressions, persista sans changement jusqu'au 30, jour où je fis une deuxième opération.

Immédiatement après celle-ci, le jet sortit avec plus de force et de durée que la première fois, mais il resta encore beaucoup de liquide dans la vessie. La miction se fit fréquemment dans le bain, quoique d'une manière incomplète; mais, hors du bain, rien ne sortait encore. Peu de fièvre; le soir, l'urine est à peine rougie par le sang. Le lendemain, un peu d'urine sortit spontanément et sans bain.

Jusqu'alors ce n'était pas une guérison; mais le résultat suffisait cependant pour encourager le malade, homme d'ailleurs de beaucoup d'énergie, et pour lui prouver que le siége de son mal m'était bien connu.

Le 6 août, une troisième opération fut pratiquée, toujours avec l'assistance du docteur Tavignot. Cette fois je me servis d'un nouvel instrument que je venais de faire fabriquer, et qui me semblait d'une action plus sûre que celui que j'avais employé jusqu'à ce jour. Je ne fus pas trompé dans mon attente : l'écoulement de sang fut plus abondant que les fois précédentes, le jet du liquide contenu dans la vessie fut plus fort et surtout plus longtemps soutenu. Dès le lendemain le sang disparut des urines; mais il y avait encore un peu de fièvre qu'un repos de vingt-quatre heures au lit dissipa entièrement.

A partir de ce moment, M. H. fut en état de se passer de sonde pendant le jour; mais il n'en fut pas de même pendant la nuit où il rendait à peine quelques gouttes d'urine spontanément. J'essayai de donner plus de ton à la vessie par des injections froides et même vineuses, d'affaisser l'obstacle par des dépressions momentanées, mais fortes et répétées, en consultant, bien entendu, la sensibilité des parties; l'amélioration qui résultait de ces divers moyens ne durait qu'un instant; et ce ne fut qu'au bout de plus d'un mois qu'un mieux réel se manifesta. Malgré cela, il était encore pénible pour le malade de ne pouvoir se passer de sonde pendant la nuit, et, le 16 septembre, je l'opérai une quatrième fois, encore à l'aide de mon nouvel instrument.

Aussitôt après cette dernière section, l'eau injectée fut rendue fortement rougie par du sang, et, de trois verres environ qui avaient été injectés, il ne resta que deux tiers de verre. Il y eut à la suite un frisson assez prolongé, puis de la chaleur; l'urine fut rendue spontanément avec quelques caillots, même pendant la nuit. Le lendemain, elle était tout à fait claire. Pouls à 84. — Le 18, plus de fièvre.

Aujourd'hui 30 septembre, M. H. se porte parfaitement, vaque à ses affaires, voyage; il n'éprouve plus rien du côté des testicules, et son écoulement uréthral est supprimé depuis longtemps. Il n'a plus besoin de sonde; cependant il éprouve toujours plus de difficulté la nuit que le jour, et même, dans cette dernière circonstance, il lui reste toujours un demi-verre, deux tiers de verre et même un verre entier d'urine dans la vessie Cette circonstance paraît tenir à ce que celle-ci n'a pas encore recouvré toute son énergie; toutefois mon explorateur m'a démontré que la base de la saillie valvulaire n'a pas été suffisammet incisée dans sa partie la plus voisine du veru-montanum, et c'est ce que je me propose de faire dans quelques semaines, si le temps et quelques moyens propres à stimuler la vessie n'amènent pas d'amélioration. J'espère ainsi, l'admirable confiance du malade aidant, compter un succès parfait de plus.

Ce fait démontre, avec la dernière évidence, qu'il ne faut pas, aussi bien le chirurgien que le malade, se laisser décourager par un premier échec. Une fois le diagnostic positivement établi, le succès est à peu près certain si l'on a de la persévérance, pourvu que le malade ne se trouve pas dans des conditions trop défavorables. L'opération en elle-même n'est nullement dangereuse, et on peut la répéter sans crainte, lorsque les effets de la tentative précédente sont dissipés.

OBS. XVI. — *Rétention d'urine par valvule du col de la vessie; division de cette valvule; la rétention disparaît complétement. Excès de vin; diarrhée rebelle; mort.*

M. L...., âgé de 63 ans, ancien employé dans un ministère et retiré, depuis quelques années, à Grenelle, me fut adressé, le 18 juin 1847, par M. le docteur Villeneuve, membre de l'Académie de Médecine et président de l'ancienne commission d'Argenteuil. Cet homme se plaignait de n'éprouver que depuis peu de la difficulté à uriner, et il disait n'avoir jamais eu de blennorrhagie, mais seulement un chancre sur le gland. J'ai su depuis, de ses enfants et de M. Villeneuve, que sa difficulté d'uriner remontait à une époque très-éloignée, et qu'il avait constamment fait abus des femmes, du vin et des liqueurs ; de ceux-ci surtout depuis quelques années.

A mon examen, je trouvai la prostate gonflée, la région prostatique de l'urèthre irritée, une valvule à l'orifice interne de ce conduit et un léger catarrhe de la vessie.

Présumant que la valvule résultait de l'engorgement uniforme des granulations sus-montanales de la prostate, j'essayai la dépression les 22 et 23 juin, mais elle ne fit qu'accroître l'irritation, et je l'abandonnai. Une cautérisation superficielle de la région prostatique, faite le 15 juillet, n'eut pas plus de succès. Je me décidai donc à l'incision de la valvule ; mais un dérangement des voies digestives, qui existait déjà depuis quelque temps et contre lequel M. Villeneuve administra deux fois des vomitifs, me fit différer cette opération jusqu'au 31 juillet.

Celle-ci fut pratiquée d'après le procédé que j'ai mis le plus souvent en usage dans les observations précédentes, et elle eut un résultat immédiat parfait ; car l'injection fut rendue à plein canal, et il en resta à peine un quart de verre dans la vessie, tandis que celle-ci gardait auparavant près de deux verres d'urine après chaque miction. Trois heures après, il y eut du frisson suivi de sueur.

Le lendemain, l'urine cessa d'être rougie par le sang ; point de fièvre ; mais, dans la nuit suivante, à deux heures du matin, il y eut un accès semblable au précédent.

Le 2 août, M. L. urine devant moi jusqu'à la dernière goutte. Il va bien du reste, et ce n'est que par sa domestique que j'apprends qu'il a éprouvé les accès fébriles dont je viens de parler.

Le 3, il urine toujours parfaitement et les urines sont moins troubles. Il accuse un peu de perte d'appétit. Les jours suivants, il va de mieux en mieux, et, le 7, il écrit à M. Villeneuve, qui était alors à Vichy, pour lui témoigner sa satisfaction.

Mais, à partir de ce jour même, il se déclare une diarrhée dont il ne me parle pas et dont je ne m'aperçois que le 9, parce qu'au moment où il était debout devant son lit, pendant que je lui faisais une injection dans la vessie, il ne put retenir ses matières fécales qui étaient tout à fait liquides.

Dans la pensée que son séjour momentané à Paris avait pu contribuer à ce dérangement, je lui conseillai de s'en aller le lendemain même à Grenelle, ce qu'il fit, mais sans aucun avantage; car la diarrhée augmenta de plus en plus, malgré tous les moyens administrés par le docteur Aladane, son voisin, et par moi.

La mort survint le 19.

J'étais fort surpris de ce dénouement, lorsque j'ai appris, de plusieurs sources, que M. L., qui n'était dirigé que par une domestique complaisante, avait quotidiennement, bien qu'il eût déjà l'estomac très-dérangé avant l'opération, bu, le jour même de celle-ci et pendant tout le cours de son traitement, deux ou trois bouteilles de vin. J'en ai été bien vivement attristé, car c'était un résultat parfait.

Obs. XVII. — *Rétention d'urine très-ancienne. Rétrécissement de l'urèthre; traitement inutile de ce rétrécissement.— Valvule du col de la vessie, division de cette valvule; guérison complète.*

M. V...., âgé de 66 ans, ex-chirurgien militaire, résidant à Bordeaux, contracta une violente blennorrhagie à l'âge de 27 ans. Un régime délayant et des injections d'eau de Goulard n'eurent pour effet que d'étendre l'inflammation à la partie profonde de l'urèthre et à la vessie. Des pilules drastiques, prises quelque temps après, amenèrent un prolapsus du rectum qui ne s'est jamais complétement dissipé, puis un traitement mercuriel sembla encore augmenter l'irritation des voies génito-urinaires.

Pendant les campagnes de 1809 et 1810, le jet urinaire diminua notablement; il exigeait des efforts prolongés et énergiques.

En 1814, après la paix, des injections faites dans la vessie sans que la sonde y pénétrât, n'adoucirent que fort peu l'irritation. Puis nouveau traitement mercuriel jusqu'à salivation : aggravation.

En 1831, des hématuries survinrent pendant le cours d'un service très-actif en Algérie, et furent suivies d'un notable soulagement.

En 1844, l'irritation de la vessie et du canal, ainsi que la dysurie, augmentèrent considérablement aux approches de l'hiver et pendant toute la saison froide. Souvent de petits graviers blancs furent rendus ; des signes de pierre se manifestèrent, et, en effet, au mois d'avril, un calcul fut découvert et broyé en deux séances. L'irritation ordinaire resta la même ; néanmoins l'urine coula plus librement pendant une quinzaine de jours après l'opération, ce qui fut attribué à l'absence du corps étranger et aux sondes un peu fortes employées pour dilater le canal avant l'opération. Mais, trois semaines après celle-ci, le cordon spermatique et l'épididyme droits devinrent très-douloureux presque sans gonflement. Peu de temps après, le côté droit du bassin fut le siége de douleurs telles, qu'il semblait au malade qu'une roue lui eût passé sur cette partie : il ne pouvait faire trois ou quatre cents pas sans s'asseoir. Des bains de siége, pris pendant trois mois consécutifs, n'amenèrent aucun soulagement.

Peu à peu l'émission de l'urine devint plus pénible, en même temps que le col de la vessie et l'urèthre devenaient plus douloureux. M. V. vint à Paris et se confia à un chirurgien qu'il avait connu autrefois aux armées, et qui lui scarifia maintes fois le canal sans lui procurer le moindre soulagement (1). Son état empira encore dès les premiers froids humides de l'hiver de 1846 à 1847. Ses besoins d'uriner devinrent plus fréquents et souvent plus impérieux ; le jet était mince, il fallait de grands efforts pour faire sortir les dernières parties de l'urine, et il *semblait qu'un corps rugueux s'appliquât sur le col de la vessie.* Les démangeaisons étaient vives, surtout au contact de l'air extérieur, et s'apaisaient un peu auprès du feu ou dans le lit. Sitôt que l'hiver fut passé, le malade, croyant avoir de nouveau la pierre, vint par eau jusqu'à Nantes, et ensuite par le chemin de fer jusqu'à Paris, pour se confier à M. le docteur Heurteloup : les voitures lui auraient été insupportables. Malgré cette précaution, la cystite s'exaspéra, la rétention d'urine devint com-

____

(1) Il est curieux de voir à l'œuvre ceux qui se sont efforcés de s'approprier ma découverte : le chirurgien en question est de ce nombre.

plète et l'exploration ne put se faire qu'un mois après l'arrivée. M. Heurteloup ne trouva point de calcul, mais seulement de petits graviers phosphatiques que des injections d'eau aiguisée d'acide nitrique détachèrent de la muqueuse et entraînèrent au dehors. Les uns avaient le volume d'un grain de millet, quelques autres celui d'un grain de blé : ceux-ci étaient creux d'un côté et de l'autre hérissés d'aspérités; ce dernier était libre sans doute, et l'autre adhérent. Pendant plus d'un mois, il sortit une centaine de ces corps étrangers, et il en est résulté un amendement marqué des démangeaisons; mais les difficultés d'uriner et les souffrances qui les accompagnaient persistèrent au même degré : le malade était à chaque instant obligé de se sonder, et des sondes élastiques volumineuses pénétraient avec facilité, pourvu qu'elles fussent fortement courbées près de leur bec; sans cette précaution, elles s'arrêtaient au col de la vessie.

Cette particularité porta M. Heurteloup à croire qu'il existait derrière cet orifice une valvule ou une tumeur du lobe moyen de la prostate, et, le 14 juillet 1847, il m'adressa son malade, chez lequel je trouvai effectivement une valvule accompagnée d'inflammation de la région prostatique et de la vessie, ainsi que deux rétrécissements de l'urèthre bien dilatés, l'un situé à la courbure, et l'autre, long de plus d'un centimètre, situé à deux centimètres environ du méat. Je répondis, en conséquence, à M. Heurteloup que la section de cette valvule me semblait nécessaire pour rétablir le cours de l'urine. Cet honorable confrère me chargea de l'exécuter, ce que je fis, le 27 juillet, en sa présence, et en présence du docteur Chamberet, ex-médecin en chef du Val-de-Grâce, ami du malade.

L'opération fut faite avec l'instrument que j'ai le plus souvent employé jusqu'à ce jour, et ne présenta rien de remarquable. L'injection fut immédiatement rendue avec facilité, et il n'en resta qu'un demi-verre dans la vessie. Il n'y eut point de fièvre, et dès lors la sonde devint inutile : tout sortit, l'urine et le sang.

Le lendemain, état parfait : je constate par la sonde qu'il ne reste qu'un tiers de verre d'urine dans la vessie; plus de sang.

Le 30, un peu d'irritation dans l'urèthre, et l'urine sort un peu moins facilement (injection).

Le 31, dépression.

Le 2 août, tout va bien (nouvelle dépression).

Le 3, tout va de mieux en mieux ; les urines commencent à s'éclaircir (dépression).

Quoique la position de M. V. fût singulièrement améliorée, sa vessie ne se vidait cependant jamais complétement ; il restait toujours un tiers de verre d'urine, et le jet se faisait quelquefois attendre. Tout paraissant d'ailleurs favorable au succès d'une seconde opération, je la pratiquai, le 6 août, avec mon dernier instrument. « Cette fois, dit M. V. dans une relation détaillée qu'il m'a donnée de sa maladie, l'urine coula à plein canal et sans la moindre douleur au col de la vessie ou dans l'urèthre, ce qui avait toujours eu lieu plus ou moins depuis mon accident ; *j'éprouvai enfin un bien-être, un bonheur que je ne connaissais plus depuis trente-neuf ans.* »

M. V. partit par la voiture, le 24 août, pour Bordeaux, jouissant d'une santé parfaite et vidant sa vessie sans douleur, sans effort et d'une manière complète : je puis dire complète, car il n'y reste jamais, après la miction, plus de trois ou quatre cuillerées d'urine.

On voit que, chez tous les malades précédents, je me suis servi du sécateur (1) que j'ai décrit p. 258 de mon ouvrage, et dont je me contenterai, par conséquent, de donner la figure (fig. 1re).

Toutefois, dans mes observations XV et XVII, je me suis servi d'un nouvel instrument pour réitérer l'opération : c'est lui que représente ma seconde figure. Sa gaîne, comme celle du précédent, est formée par une tige droite, recourbée à angle presque droit, à 12 mill. environ de son extrémité. Une lame dont on voit la figure en L'',

____

(1) On pourrait donner le nom de *valvulotômes* aux instruments avec lesquels je coupe les valvules du col de la vessie. J'ai longtemps hésité devant cette dénomination hybride ; mais je n'ai pu en trouver d'aussi simple et d'aussi facile à comprendre.

coupant par toute sa périphérie, se trouve exactement cachée dans l'épaisseur de ce coude, lorsque 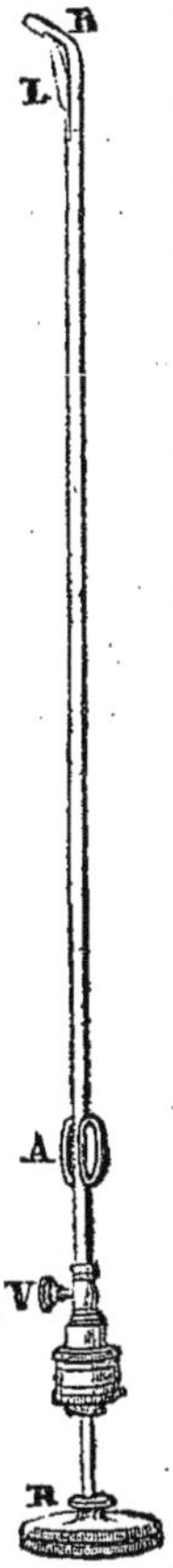
l'instrument est fermé. Elle est
solidement fixée sur un mandrin
qui traverse la tige et se termine
extérieurement par une rondelle
R; de sorte qu'on peut la faire
saillir du côté du talon L', ou
vers la concavité L, suivant
qu'on pousse ou qu'on tire le
mandrin. La course de celui-
ci est limitée dans un sens ou
dans l'autre par deux vis V, V'
placées à l'extrémité externe de
la tige, sur les faces latérales.

Voici comment on opère avec
cet instrument. Lorsqu'il est fermé et introduit dans la vessie,
on tourne son bec en arrière et
on l'attire sur le bord postérieur
du col. Cela fait, on tourne la vis
qui se trouve vers la gauche du
malade (le chirurgien doit être
placé à droite). L'ouverture de 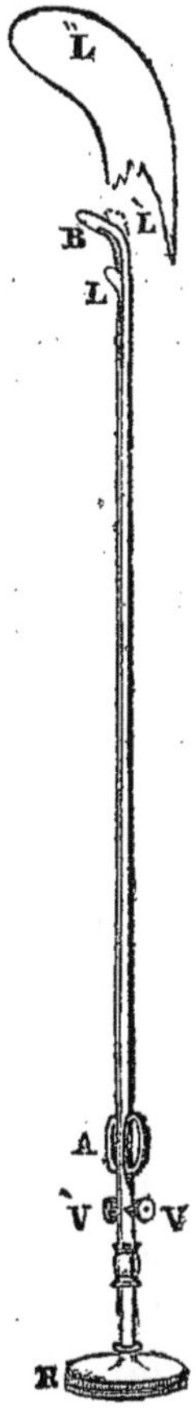
cette vis permet de tirer la lame de 15 ou 18 mill.
dans la région prostatique. Elle incise la valvule
dans ce parcours, et elle l'incise encore lorsqu'on
la repousse dans la gaîne. On peut répéter une
deuxième et même une troisième fois ce mouvement. Puis, l'instrument se trouvant fermé et la

vis resserrée, on s'en sert comme de mon cathéter explorateur dont il a alors la forme (voy. p. 174), et si son talon bute encore contre quelque saillie, on ouvre la seconde vis qui, par cela même que le bec est en avant, se trouve à son tour à gauche du malade, remarque qui ne permet pas de se tromper. On fait saillir la lame de 2 ou 3 mill. sur le talon de la gaîne, et on coupe, en poussant de l'urèthre vers la vessie, ce qui paraît dépasser le niveau de la paroi rectale de la région prostatique. Cette manœuvre peut être réitérée autant de fois qu'on le juge nécessaire; seulement il faut la faire avec lenteur, pour ne pas aller heurter contre la paroi postérieure de la vessie, qui, d'ailleurs, a été éloignée de l'orifice interne de l'urèthre par l'injection faite préalablement.

Le premier instrument m'a donné dans quelques cas de très-beaux résultats; mais on ne peut disconvenir qu'avec lui on agit un peu en aveugle : la division est plus ou moins profonde, suivant que le tranchant est plus ou moins parfait et les tissus plus ou moins tendus. On peut, il est vrai, après avoir fait l'incision médiane, fermer la lame, explorer avec le talon et couper de nouveau sur le milieu, avant de faire les incisions latérales; mais j'ai remarqué qu'on ajoute ordinairement peu à ce qu'on a fait immédiatement, et cela se comprend, puisque les conditions sont restées les mêmes.

Avec le second, on peut diviser plus profondément, et on agit avec d'autant plus de certitude que, lorsqu'on opère par le talon, on explore en même temps qu'on incise, et qu'on incise autant qu'on le veut.

Ce n'est pas à dire pour cela que j'aie renoncé complétement au premier. Sa manœuvre est on ne peut plus simple, et il m'a donné, dans quelques cas, de si beaux résultats, que je doute que le second en fournisse de prime-abord de plus satisfaisants. Mon intention est donc de commencer à l'avenir par le premier, et de réserver le second pour les cas où les parties n'auraient pas été suffisamment divisées dans une première opération, comme je l'ai fait dans les deux cas où il a été mis en usage. Il se pourrait cependant qu'une plus longue expérience me conduisît à le préférer d'une manière exclusive.

Quoi qu'il en soit, après l'opération, ma conduite est à peu près la même dans tous les cas. Si les choses suivent leur marche ordinaire, je ne fais rien pendant quatre ou cinq jours, parce que le passage de l'urine suffit, pendant ce temps, pour empêcher la réunion des parties divisées. Mais, à partir de ce moment, je passe journellement une grosse sonde élastique à courbure fixe, dont le bec, longeant, en raison de cette courbure, la paroi pubienne du canal, ne heurte pas contre les parties divisées, tandis que sa tige, par son élasticité et son volume, suffit pour les écarter. Au bout de dix ou douze jours, lorsque la sensi-

bilité n'est pas trop vive et qu'il n'y a plus à craindre le renouvellement de l'hémorrhagie, je fais
usage de mon dépresseur dont je rends graduellement l'action plus longue et plus énergique.

En résumé, les dix-sept observations que je
publie aujourd'hui, jointes aux six que j'ai déjà
consignées dans mon ouvrage (Voir p. 239, 261,
264, 274, 281 et 301), contiennent, à cause des
cas où la section a été répétée, trente opérations
de valvules du col de la vessie, presque toutes
faites, ainsi qu'on a pu le voir, en présence de
témoins compétents.

Dans ce nombre, il n'y a pas eu un accident
sérieux. Trois ou quatre fois seulement il se fit
un écoulement de sang assez abondant, mais qui
n'eut pas de suites fâcheuses. J'espère, d'ailleurs,
que les exemples en deviendront plus rares encore si l'on n'oublie pas la précaution bien simple de laisser une certaine quantité d'eau dans la
vessie après l'opération (Voir p. 375).

Même dans les premiers temps qui suivent
celle-ci, je n'ai jamais vu d'incontinence d'urine.

Quant aux résultats curatifs, ce n'est que dans
trois ou quatre cas seulement qu'ils ont été nuls.
J'ajouterai même qu'aujourd'hui que j'ai moins
de crainte, plus de confiance et d'habitude, et
un instrument dont l'action est plus facile à cal-
culer, je suis certain de voir la proportion des
insuccès diminuer encore.

Parmi les autres cas, j'ai obtenu des guérisons complètes et de simples améliorations. Je ne discuterai pas ici les degrés de plus ou de moins, je donne les faits avec toute la sincérité possible. Mon opération ne vient pas, comme la lithotritie, par exemple, se substituer à une autre ; il n'y a, par conséquent, point de comparaison à établir, et le bien que j'ai fait, quel qu'il soit, ne peut m'être contesté, puisqu'il s'agit d'une maladie incurable avant moi, et au moins aussi dangereuse que la pierre. D'ailleurs, qu'on le remarque bien, par de simples améliorations, j'ai sauvé la vie à quelques malades ; que ne devons-nous donc pas attendre, lorsque le temps nous aura fait approcher davantage de la perfection ?

Sur la question des récidives, voici ma réponse : je n'ai encore vu que deux malades qui m'aient accusé une légère diminution du bien obtenu ; et encore j'ai eu plus lieu de m'en prendre à une récrudescence de l'inflammation chronique de la partie profonde de l'urèthre qu'à une véritable reproduction de l'obstacle : ces inflammations diminuent ordinairement lorsque l'urine sort avec plus d'aisance ; mais il est très-rare qu'elles s'éteignent complétement. Chez la plupart, je n'ai pas entendu parler de changement, et, chez quelques-uns même, le temps a amené une amélioration incontestable.

Voilà ce que j'avais à ajouter à ce que j'ai dit dans mes *Recherches ;* sur tout le reste, je n'ai aucune modification à faire, et il est même un point sur lequel je dois insister encore plus que je ne l'avais fait, c'est la complication fréquente des valvules du col de la vessie avec les rétrécissements de l'urèthre.

Sur mes 23 malades, j'ai noté cette complication 8 fois, et peut-être m'a-t-elle échappé dans quelques autres cas; car, dans presque tous, l'urèthre avait été énormément dilaté. Je l'ai, en outre, bien souvent rencontrée chez des malades que je n'ai traités que pour des rétrécissements; mais, chez quelques-uns, elle n'était qu'au premier degré, et elle s'est dissipée après la dilatation du canal; chez d'autres, la gêne qui restait encore ne m'a pas paru mériter un traitement spécial; et d'autres enfin se sont refusés à une opération qu'ils ne pouvaient croire innocente.

Déjà quelques chirurgiens m'ont objecté qu'ils n'avaient jamais rencontré de complication semblable. Je leur répondrai que parfois ils ne l'ont pas vue, parce qu'elle s'est dissipée en même temps que s'élargissait le rétrécissement qui l'avait provoquée; que, dans d'autres circonstances, ils n'ont pas tenu compte d'une gêne qu'ils croyaient devoir se dissiper avec le temps; que, dans d'autres encore, ils ont attribué tantôt à une complication de rétrécissement spasmodique, ou à un spasme du rétrécissement organique, et tantôt à une faiblesse, à une paralysie de la vessie, des phénomènes qu'ils ne comprenaient pas. Trompés par l'une ou l'autre de ces explications, ils abandonnaient leurs malades à eux-mêmes, et ceux-ci, désolés du peu de soulagement et surtout du peu d'espoir qu'on leur donnait, se résignaient à souffrir, se sondaient tant bien que mal et mouraient. C'est ainsi que la plupart de mes malades avaient passé de mains en mains et avaient fini par désespérer de jamais recouvrer la santé, lorsqu'ils ont entendu parler de moi.

Ma découverte a donc fait faire un très-grand pas à la thérapeutique des rétrécissements de l'urèthre eux-mêmes. Les diverses méthodes proposées pour guérir ceux-ci arrivent presque toutes un peu plus ou un peu moins facilement, un peu plus tôt ou un peu plus tard, au même résultat; mais, dans beaucoup de cas, et des plus graves, quelle que soit la méthode employée, la section d'une valvule au col de la vessie devient un complément indispensable.

P. S. — La complication des valvules du col de la vessie avec les rétrécissements de l'urèthre, est un fait tellement vrai, qu'on en peut trouver la preuve dans des auteurs où l'on devrait le moins la rencontrer. Voici, par exemple, ce qu'on lit dans E. Home : « Il a été bien démontré que lorsqu'une stricture existe au delà du bulbe, et que le patient ne peut uriner, le spasme n'est pas au col de la vessie, mais au rétrécissement, puisqu'une bougie, passée en deçà de celui-ci et laissée en place, peut faire cesser le spasme et permettre à l'urine de couler ...* Mais voici deux faits qui prouvent que cela arrive quelquefois.... »

Dans le premier, il s'agit d'un homme de *trente-six ans* qui, depuis

---

* Conséquence fausse tirée d'un fait vrai dont j'ai donné l'explication, p. 191.

seize ans, était tourmenté par un rétrécissement uréthral dont les bougies ne le soulageaient pas. L'irritabilité du canal était telle, qu'il ne pouvait laisser plus d'une heure cet instrument en place ; lorsqu'il le retirait, « son extrémité était courbée au haut, et une rainure transversale existait sur sa face inférieure ; à un quart de pouce de la pointe, ne formant qu'un demi-cercle large d'un dixième de pouce. La surface opposée de la bougie était lisse, mais offrait une dépression de forme ovale, à un quart de pouce plus loin de la pointe, et la bougie, dans ce dernier endroit, était aplatie et rendue plus large. Cette impression, ajoute l'auteur, était produite par une contraction spasmodique du col de la vessie ; et elle donne, mieux que tout autre moyen, une idée de la manière dont se ferme cet orifice : elle prouve que la lèvre inférieure est la plus interne ; qu'elle agit avec une très-grande force ; qu'elle n'a qu'un dixième de pouce de largeur *, et qu'elle presse contre la lèvre supérieure, qui offre une surface arrondie. De là vient que, lorsque la vessie se ferme avec force sur une substance molle, elle y fait une rainure transversale en dessous et aucune en dessus, et que la face supérieure de la substance comprimée est rendue concave. » Dans l'observation suivante, la bougie présentait une forme absolument semblable : le malade craignait qu'elle ne vînt à être coupée en travers, et que sa pointe ne restât dans la vessie (*On strictures*, t. I, p. 345 et suivantes). L'auteur explique de diverses manières pourquoi ces deux hommes n'ont pas guéri ; mais il est probable que la véritable, c'est que la valvule avait déjà passé à l'état permanent.

En tout cas, si, pour admettre l'existence d'un obstacle au col de la vessie, il lui fallait toujours des preuves d'une pareille évidence, on comprend qu'il n'en ait rencontré que deux. Ajoutons qu'il revient immédiatement à son idée favorite, et que, dans les observations suivantes, toutes les fois qu'il rencontre un arrêt en cet endroit, il suppose un engorgement de la prostate. Or, j'ai démontré, par les faits même d'E. Home, que les rétrécissements de l'urèthre empêchent, plutôt qu'ils ne provoquent, les engorgements de la prostate (*Rech. sur les mal. des org. urin. et génit. chez les hommes âgés*, p. 202, et *Rech. sur les rétréciss.*, p. 48.

Les deux faits précédents sont encore curieux sous un autre rapport : On voit que, relativement à l'occlusion normale de la vessie, E. Home avait été conduit empiriquement aux mêmes idées que je l'ai été par l'anatomie et les explorations sur le vivant (voir chap. II). J'insiste d'autant plus sur cette remarque, que, dans une thèse publiée, il y a

---

* *Epaisseur* rendrait mieux l'idée de l'auteur. Je n'ai pas besoin de rappeler ici qu'E. Home, ainsi que beaucoup d'anatomistes, appelle *inférieur* le bord du col de la vessie que je nomme *postérieur* ou *rectal*, et *supérieur* celui que j'appelle *antérieur* ou *pubien*.

quelques mois, sous le patronage de M. Civiale, dans le but évident de défigurer et de combattre mes opinions, sauf quelques-unes qu'on n'a pu s'empêcher d'admettre, et dont on a eu bien soin de ne pas indiquer la véritable origine, l'auteur a prétendu que le col de la vessie est surtout fermé par sa lèvre antérieure : « C'est elle, dit-il, qui se meut le plus pour ouvrir ou fermer l'orifice dont elle fait partie.... En même temps que la lèvre antérieure s'abaisse et se rapproche de la postérieure, celle-ci se contracte et se soulève; mais, en proportion de l'autre, son déplacement est très-peu étendu. » Je ne ferai ici qu'une seule observation. Tous les jours on introduit dans la vessie des instruments courbes, et souvent même très-courbes; en raison de cette courbure et des préceptes donnés dans presque tous les ouvrages où l'on traite du cathétérisme, leur bec longe la paroi antérieure de la région prostatique. D'un autre côté, les fausses routes sont extrêmement fréquentes au col de la vessie, même dans les cas où la prostate n'est pas engorgée. Si la lèvre antérieure de cet orifice était la plus saillante, il est évident que, pour toutes raisons, elle devrait en être le siége presque exclusif. Or, je le demande à l'élève de M. Civiale lui-même, en a-t-il rencontré beaucoup d'exemples? Quant à moi, je puis lui en faire voir un nombre considérable dans la lèvre postérieure, et même, sur quelques pièces anatomiques, deux, trois, quatre à la fois.

Cette thèse pourrait servir à démontrer qu'en matière de critique, il faut se défier des meilleurs sentiments, et que le prisme de la reconnaissance elle-même peut devenir trompeur.

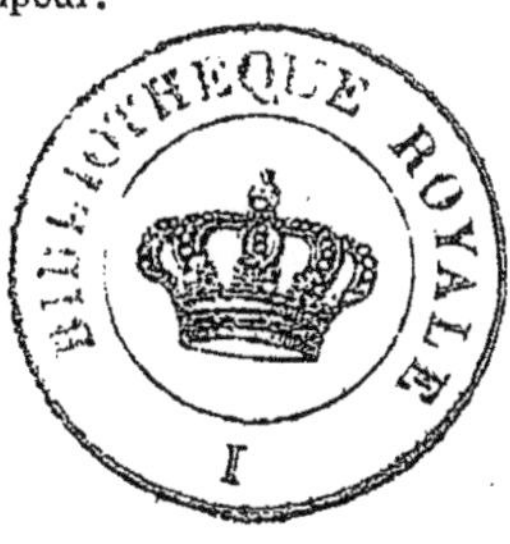